职业教育工学一体化课程改革规划教材 ·老年服务与管理系列

北京劳动保障职业学院国家骨干校建设资助项目

总主编 王建民

老年人康复护理

主 编 王文焕

副主编 肖品圆 姚 珍 邹 亮

参 编 张海舰 张少帅 宋 军

季晓静 李 鹏 于晓杰

U0385910

中国人民大学出版社

·北京·

北京劳动保障职业学院国家骨干校建设资助项目

编 委 会

贾　真　北京京北职业技术学院	雷　雨　重庆城市管理职业学院
齐玉梅　荆楚理工职业学院	刘　琼　北京京北职业技术学院
马丽娟　东北师范大学人文学院	王　允　大连职业技术学院
许川资　CFU 家庭支持资源中心	曲　波　东北师范大学人文学院
杨　萍　北京市华龄颐养精神关怀服务中心	王鹏云　中国科学院心理研究所
黄文杰　东北师范大学人文学院	陈捷文　甘家口社区卫生服务中心
刘世文　东北师范大学人文学院	肖品圆　北京京北职业技术学院
赵　强　北京鹤逸慈老年生活用品有限公司	邢　媛　北京鹤逸慈老年生活用品有限公司
王红歌　北京鹤逸慈老年生活用品有限公司	程俊飞　北京无障碍设施中心
苏兰君　北京信息职业技术学院	欧阳青　禄祥源（北京）科技发展有限公司
朱军伟　邢台学院	薛　齐　北京劳动保障职业学院
张　妍　北京劳动保障职业学院	张　洁　用友新道科技有限公司
章艳华　淮安信息职业技术学院	肖三喜　北京市海淀区职工大学
杨爱春　北京诚和敬投资有限责任公司	贾金凤　北京市朝阳区寸草春晖养老院
崔文一　北京英智康复医院	王艳蕊　北京市乐龄老年社会工作服务中心
韩艳萍　东北师范大学人文学院	尚振坤　北京市第一社会福利院
付　玉　东北师范大学人文学院	郝莹莹　甘家口社区卫生服务中心
惠普科　北京劳动保障职业学院	徐海峰　北京劳动保障职业学院
弓永钦　北京劳动保障职业学院	张艳宁　临沂职业学院

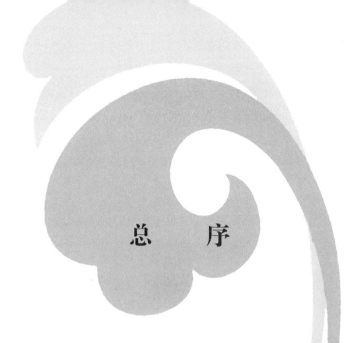

总　序

　　中国的老龄化趋势日益严峻，养老服务人才严重短缺。为了加快养老服务人才培养的步伐，北京劳动保障职业学院与同类院校、行业、企业专家共同编写的"老年服务与管理"专业系列教材终于出版发行了。作为整个系列教材立项的支持者和编写过程的见证者，我感到无比兴奋与欣慰。

　　第一，本套教材的推出是促进专业发展的"及时雨"。21世纪的第一个10年刚刚过去，我国老龄人口已经突破2亿，老龄社会已经快速到来。老年服务业开始成为"夕阳事业中的朝阳产业"，老年服务人才已经成为老年服务企业竞相争抢的对象。面对老年服务产业人才短缺的现状，不少具有战略眼光的高职和中职院校纷纷开设老年服务类专业。然而，教材的短缺已经成为制约专业教学发展的重要瓶颈之一。在此时推出本套系列化教材可谓"好雨知时节""久旱逢甘霖"，在某种程度上可以说填补了国内空白，相信一定会很好地满足老年服务类专业教学的迫切需要，发挥其应有的作用。

　　第二，本套教材是真正以能力为导向的项目化教材。项目化教材是"坚持能力为重"的最好体现。《国家中长期教育改革和发展规划纲要（2010—2020年）》关于"坚持能力为重"是这样论述的："坚持能力为重。优化知识结构，丰富社会实践，强化能力培养。着力提高学生的学习能力、实践能力、创新能力，教育学生学会知识技能，学会动手动脑，学会生存生活，学会做事做人，促进学生主动适应社会，开创美好未来。"职业教育改革的实践证明，能力不是教师"讲"出来的，也不是学生"听"出来的，能力是靠学生自己动手、动脑"练"出来的，而项目和任务是训练能力的最好载体。参与教材编写的专家和老师们高度认同这些理念，所以，本套教材打破了传统的"知识体系"，确立了现代职业的"能力体系"；改变了惯常的"章、节"编写体例，创建了以项目和任务贯穿始终的新体例。而且，每一个项目和任务都不是孤立存在的，而是根据具体的工作情境设计出来的。因此，这是一套真正意义上坚持以能力为导向的项目化教材。使用本套教材的学生，定会成为学习的真正主体，在教师的引导下，靠项目和任务的驱动去学习知识、创新方法，在完成一系列项目和任务的过程中提高分析问题和解决问题的能力。

　　第三，本套教材是学校、企业、行业多方合作的结晶。《教育部关于全面提高高等职业教育教学质量的若干意见》（教高〔2006〕16号）对如何进行教材建设明确提出："与行业企业共同开发紧密结合生产实际的实训教材，并确保优质教材进课堂。"在本套教材的编者中，既有企业实践一线的业务骨干和管理者，又有养老行业的知名专家。企业专家贡献他们的实践经验，为教材提供真实的案例；行业专家发挥他们的战略思维优势，为教材开发指明方向。教材中涉及的学习项目和典型工作任务都是专业教师和行业、企业专家一起从实际工作中提取出来的，切合实际，便于教与学。

第四，本套教材是职业学院国家骨干校建设结出的硕果。北京劳动保障职业学院 2011 年被评为国家骨干高职建设院校，其中项目化课程改革是骨干校建设的一项重要内容。"三年磨一剑，今日把示君。"经过三年的艰苦努力，学院不仅在办学硬件方面提升了一个档次，而且在专业建设方面也打磨出了一批精品专业。其中"老年服务与管理"专业成为学院的品牌专业，在北京市乃至全国高职院校中都享有一定的知名度。该专业的所有核心课程都完成了项目化课程改革，并随之产生了相应的项目化校本教材。有观念的改变和课程改革经验的积累，才能编出优秀的教材，从这个意义上讲，本套教材的产生是职业学院国家骨干校建设结出的硕果。

本套教材共 16 本，几乎涵盖了"老年服务与管理"专业所有专业基础课和专业核心课，这是一项浩大的工程。我为北京劳动保障职业学院专业教师的勇气和能力感到骄傲，为多位行业、企业专家能够积极参与到教材编写中来而深深感动。祝愿这套教材能为全国有志于为老年事业服务和奉献的同行们提供教学和培训参考，为促进中国老年事业健康发展贡献自己绵薄的力量！

北京劳动保障职业学院院长、教授　**李继延博士**

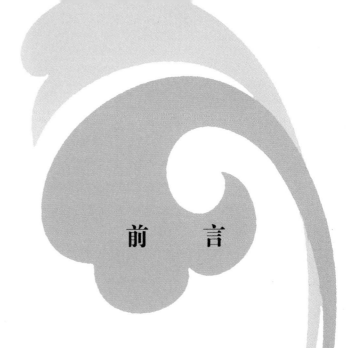

前　　言

　　随着医学模式的转变，康复护理学作为康复医学的重要内容，已经成为现代护理工作的重要组成部分。人进入老年期后，各种生理功能、形态结构及心理上均会因机体的老化而出现一系列不同程度的衰退变化。老年康复是对有功能障碍的老年人进行康复治疗护理，使其能尽量实现康复的目标。而广义的老年康复，则包含了对老年人出现的残疾进行预防、医疗、恢复性功能训练或补偿、调节和适应性处理，以及对患者及其家人的教育。做好老年康复工作，使老年人生理上和心理、精神上保持较好的个人独立生活和社会生活的能力，有利于健康老龄化。提高老年人的生活质量需要加强老年康复治疗护理，老年病和残疾造成的身心功能障碍以及处境都会严重地影响他们的生活质量，而医疗康复的治疗和护理可以有效地改善老年人的生活质量。目前老年康复护理行业的发展存在较大瓶颈，相关政策体系尚不完善，老年康复护理专业人员极度缺乏。为从根本上解决这一问题，必须从大处着眼小处着手，立刻着手开展专业人才的培养。为此，我们组织了行业企业专家，在广泛借鉴国内外养老经验的基础上共同编写了这本教材。

　　本教材贯穿现代养老观念，以实用技能为主线，重点介绍老年人康复护理评估方法、常用康复护理技术及老年人常见病的康复护理方案的制订。本教材采用目前广受推崇的项目化编写体例，通过任务驱动将理论知识与实践技能连接起来，并提供大量的知识链接、案例思考等栏目，增加了趣味性和可读性，特别适合高职院校相关专业的课程教学及一线养老护理人员的技能培训使用。

　　本教材是校企合作、集体智慧的结晶，主编由北京劳动保障职业学院王文焕担任，副主编包括英智康复医院姚珍、北京京北职业技术学院肖品圆、北京劳动保障职业学院邹亮，参编包括英智康复医院张海舰、张少帅、宋军、季晓静、李鹏及辽阳职业技术学院于晓杰。具体分工为：项目一和项目二中的任务一由王文焕编写，项目二中的任务二至任务六由肖品圆编写，项目三由王文焕、于晓杰编写，项目四由姚珍、张海舰、张少帅、宋军、季晓静、李鹏编写，邹亮负责审稿。主编除编写本教材的部分项目外，还负责全书总体框架和编写提纲的设计、组织研讨和确定，并负责统稿。

　　本教材在编写过程中，还得到了北京劳动保障职业学院工商管理系主任王建民教授的大力支持与帮助，在此一并表示感谢。

　　由于时间紧迫，编者水平所限，虽竭尽全力，仍有不足或不妥之处，还望广大读者批评、指正。在此对所有关心、支持本教材出版和编写的同人表示感谢！

王文焕

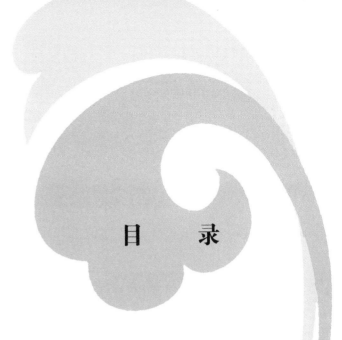

目　录

项目一　**老年人康复护理认知　/ 001**

　　任务一　康复护理认知　/ 002
　　任务二　老年人康复护理工作认知　/ 006

项目二　**老年人功能障碍评估　/ 013**

　　任务一　关节活动度评估　/ 014
　　任务二　肌力评估　/ 031
　　任务三　肌张力评估　/ 052
　　任务四　步态分析　/ 058
　　任务五　平衡功能评估　/ 071
　　任务六　日常生活活动能力评估　/ 081

项目三　**老年人康复护理技术选择　/ 095**

　　任务一　关节活动度训练　/ 096
　　任务二　肌力与耐力增强训练　/ 104
　　任务三　平衡与协调能力训练　/ 114
　　任务四　步行训练　/ 121
　　任务五　日常生活活动能力训练　/ 128
　　任务六　作业疗法　/ 135

项目四　**老年人常见病的康复护理方案制订　/ 145**

　　任务一　脑卒中患者康复护理方案制订　/ 146
　　任务二　肩关节周围炎患者康复护理方案制订　/ 159
　　任务三　腰椎间盘突出症患者康复护理方案制订　/ 167
　　任务四　颈椎病患者康复护理方案制订　/ 173

任务五　帕金森病患者康复护理方案制订　/ 181

任务六　类风湿性关节炎患者康复护理方案制订　/ 192

参考文献/ 201

项 目 一

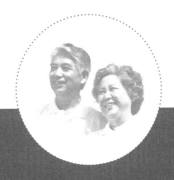

老年人康复护理认知

学习目标

知识目标

通过本项目的学习，学生应能够：
1. 复述康复护理的对象；
2. 复述康复护理的工作内容；
3. 理解老年人康复护理目标。

能力目标

通过本项目的学习，学生应能够：
1. 分析老年人康复护理的要点；
2. 分析老年人康复治疗护理的策略。

素养目标

通过本项目的学习，学生应能够：
1. 在老年人康复护理中遵循康复护理的基本原则；
2. 在老年人康复护理中具有团队协作能力。

　　康复护理学是一门新兴的学科，近年来在国内有了迅速的发展。不仅综合医院组建了康复科，区、县、街道、厂矿、学校的社区康复也以惊人的速度向前推进。在这种发展形势下，抓紧康复护理人才与技术力量的培养，已成为突出的问题。

任务一

康复护理认知

　　周爷爷，72岁，7个月前发生脑梗死，现遗留左侧肢体无力，语言含糊不清，日常生活无法自理，家人很着急，不知道如何照顾周爷爷，又怕周爷爷的情况继续恶化。

任务描述

　　周爷爷需要得到哪些方面的康复护理？由什么人员来照顾比较合适？

相关知识

　　康复护理是在康复医学理论的指导下，围绕全面康复（包括躯体、精神、社会和职业等）的目标，通过运用护理专业知识与技能及相关的康复技术，与其他康复专业人员共同协作，对致残性疾病患者或残疾人进行专门的护理和功能训练，最大限度地恢复残疾人或患者的功能，预防继发性残疾，提高其生活自理能力。全面推广康复医学知识，培养康复医学、护理人才，可以更专业地为躯体残疾者、有功能障碍的慢性病者、老年病者及先天发育障碍者等广大患者服务。

一、康复

　　康复（rehabilitation）是指综合、协调地应用各种措施，预防或减轻病、伤、残者身心、社会功能障碍，以达到和保持生理、感官、智力、精神和社会功能的最佳水平，使病、伤、残者能提高生存质量和重返社会。康复不仅针对疾病，还要着眼于整个人，从生理上、心理上、社会上及经济能力上进行全面康复。其最终目标是提高残疾人的生活质量，恢复其独立生活、学习和工作的能力，使残疾人能在家庭和社会中过有意义的生活。为达到全面康复的目的，不仅涉及医学科学技术，而且涉及社会学、心理学、工程学等方面的技术和方法。康复包括医学康复、教育康复、职业康复以及社会康复。

（一）医学康复

医学康复是指通过医学的方法和手段帮助病、伤、残者实现康复目标的康复措施。医学康复的内容包括功能评估和康复治疗。医学康复的主要手段有：物理治疗、作业治疗、语言治疗、中医治疗、康复工程、药物治疗和手术治疗等。医学康复在康复范畴中占有重要地位，是康复的基础和起点，是实现康复目标的根本保证。

（二）教育康复

教育康复主要是指对残疾人的特殊教育，通过教育与训练手段提高功能障碍者的综合素质和各方面的能力。教育康复的对象主要是残疾儿童和青少年。

教育康复的主要内容分为两个方面：

（1）是对视力残疾、听力残疾、精神残疾者的特殊教育和对聋哑人的手语教育。

（2）是对肢体功能残疾者进行的普通教育，如九年义务教育、中高等教育及职业教育。

（三）职业康复

职业康复是为残疾人妥善选择能够充分发挥其潜能最合适的职业就业，帮助他们努力适应并胜任一项工作，取得独立的经济能力，并能贡献于社会，从而自立于社会，实现自我价值。

（四）社会康复

社会康复是协助残疾人解决经过医学康复、教育康复和职业康复后重返社会遇到的一切社会问题的工作。社会功能是满足其成员生活和创造的要求。残疾人是一个具有不同功能障碍的社会群体，社会应对残疾人提供帮助，减少和消除社会上存在的不利于残疾人回归社会的各种障碍，营造一个健康和谐的社会环境。

二、康复护理

康复护理（rehabilitation nursing）是研究残疾者和患者在康复过程中恢复机体或肢体的功能及心理健康的护理方法和技能的一门学科，即对残疾者、老年病伴功能障碍者进行康复护理和康复功能训练，促进病、伤、残者身体及精神的全面康复，同时研究有关功能障碍的评估、护理、治疗、训练和预防，尽可能减少和控制残疾和功能障碍的发生和发展，最终达到使患者的生活能部分或全部自理，心理健康，生存质量提高，使社会和家庭负担减轻。康复护理是康复医学的一个重要组成部分。

（一）康复护理的对象

1. 残疾者

残疾者包括肢体、器官和脏器等损害所引起的各类残疾者，如肢体残疾、视力残疾、听力残疾、语言残疾、智力残疾、精神残疾、脏器残疾等。

2. 急性伤病后及手术后的患者

急性伤病后及手术后的患者，无论是处在早期还是恢复期或后遗症期，只要存在功能障碍，就是康复护理的对象。早期康复主要在专科医院或综合性医院住院期间进行，恢复期和后遗症期康复则主要是出院以后在康复中心或养老院进行。

3. 慢性病患者

很多慢性病患者病程缓慢进展或反复发作，致使相应的脏器与器官出现功能障碍，而功能障碍又加重了原发病的病情，形成恶性循环。对慢性病患者的康复护理可帮助其功能的恢复，同时也有助于防止原发病的进一步发展。

4. 年老体弱者

老年人机体的脏器和器官存在不同程度的退行性改变，功能逐渐衰退，甚至引发功能障碍，这严重影响他们的健康。康复护理措施有利于延缓衰老的过程，提高年老体弱者的生活质量。

（二）康复护理的工作内容

（1）观察患者的残疾情况以及康复训练过程中残疾程度的变化，并认真做好记录，向有关人员报告。照护人员要与各有关人员保持良好的人际关系，洞察和了解患者功能障碍的情况，向康复医师提供信息，在综合治疗过程中起到协调作用，以便使整个康复过程得到统一。

（2）预防继发性残疾和并发症。如偏瘫患者应预防挛缩畸形的发生，因为挛缩可阻碍康复计划的进展，所以在护理时，要矫正患者的姿势，亦可利用力学辅助器等。

（3）学习和掌握各种功能训练技术，配合康复医师及其他康复技术人员对残疾者进行功能评估和功能训练。根据患者的不同性质和需要，不断学习，不断实践。例如偏瘫、语言障碍者，除语言治疗师集中训练外，照护人员应该利用日常接触机会与患者交谈，使语言训练在病房中继续进行，以促进患者最大限度地恢复。

（4）训练患者进行"自我护理"（指患者自己参与某种活动，并在其中发挥主动性、创造性，使之更完善、更理想地实现目标）。一般护理通常是照顾患者，为患者进行日常生活料理，如喂饭、洗漱、更衣、移动等，称之为"替代护理"。康复护理的原则是在病情允许的条件下训练患者进行自理，即"自我护理"。对残疾者及其家属进行必要的康复知识的宣传，通过耐心的引导、鼓励和帮助，使他们掌握"自我护理"的技巧，从而部分或全部地做到生活自理，以便适应新生活，重返社会。如右手废用后，训练其以左手吃饭、写字等。

（5）加强心理护理，残疾人和慢性病患者有其特殊的、复杂的心理活动，甚至精神、心理障碍和行为异常。照护人员应理解患者、同情患者，时刻掌握患者的心理动态，及时、耐心地做好心理护理工作。不允许有任何的歧视行为。

（三）康复护理的原则

康复护理工作中要坚持以下基本原则：

1. 高度重视心理护理

康复患者突然面对因伤病致残所造成的生活、工作和活动能力的障碍或丧失，从而产生悲观、气馁、绝望、急躁的情绪，心理状态严重失常；老年人因离开工作岗位，加上老年病的折磨，也往往具有不良的心理状态；要求患者和照护人员有足够的耐心和信心，坚持不懈地、长期地进行训练。照护人员要根据患者已经发生或可能发生的各种心理障碍和行为异常，应用良好的行为和语言，使他们得到安慰、帮助和鼓励，建立起生活的信心，克服残疾给生活、工作、学习带来的困难，并愿意接受各种康复护理措施。

2. 变替代护理为自我护理

在康复护理中，不仅要照料好残疾者已经残损的肢体和器官，做好生活护理，更重要的是帮助、启发、指导和训练残疾者尽可能地进行自我护理。康复护理的方法不是靠"替代"可以解决的，而是应充分发挥患者健全肢体和器官的作用，以补偿残损的部分，要引导、鼓励患者自己照顾自己，尽量做自己力所能及的日常生活活动，例如就餐、穿脱衣服、整理床铺和个人卫生等，恢复他们的自我生活能力，以适应新生活，为重返社会创造条件。

3. 功能训练贯穿始终

早期的功能锻炼，可以预防残疾的发生与发展及继发性残疾。后期的功能训练可最大限度地保存和恢复机体的功能。康复人员应了解患者残存功能的性质、程度、范围，在总体康复治疗计划下，结合康复护理的特点，坚持不懈、持之以恒地对患者进行康复功能训练，从而促进功能的早日恢复。

4. 功能训练与日常生活活动相结合

康复护理中要注重实用性，功能训练的内容尽量与患者的日常生活活动（activity of daily living, ADL）相结合，与患者的家庭、社区环境相结合，以促进患者生活自理能力的提高，达到更好的康复效果。

三、照护人员在康复小组中的角色

在康复护理实践中，照护人员承担着多重角色，并且要具备很高的素质。

1. 教育者

康复护理是使患者及家属减少残疾的过程，教会他们自我护理技术，强化康复治疗组实施的教育，为患者不断变化的需求提供资源。

2. 执行者

康复护理不仅对患者及家庭从生理、心理、社会文化、个人背景及精神等诸多方面进行评估，还要对患者的康复需求、康复知识、技能水平进行评估，作出必要的护理诊断。制订并实施康复护理计划，使康复护理在动态的、治疗性的和支持性的环境中进行。协助患者维持和恢复功能，预防并发症的发生。评估康复护理的效果，必要时与康复治疗组修改计划，实现康复目标。

3. 协调者

照护人员与患者及康复的其他成员共同合作，讨论并制订患者的康复治疗计划，采取干预措施，为患者提供最佳的康复机会。通过与其他康复组成员合作，提供合理高效的康复服务。

4. 代言人

康复照护人员作为患者的代言人，积极地疏导患者及家属因残疾造成的心理障碍，改进外界对残疾人的看法，创造一个安全、治疗性的环境，促进患者从医院回归家庭和社会的顺利转换。

5. 研究者

康复照护人员积极参与对患者及其家属的康复护理研究，参与对资料的分析，并对研究结果进行传播。实施循证医学及护理，将研究结果应用于康复护理实践中去。

同 步 训 练

找一所康复医院进行参观，了解康复护理的主要工作内容。

任务二

老年人康复护理工作认知

情境导入

陈奶奶，72岁，有2男3女，5个孩子。3个女儿因支边落户并远嫁西南边陲，常年很少回来探亲。去年10月的一天，陈奶奶午休，醒来后忽然感到头晕目眩、四肢麻木，不能言语。被医院诊断为急性脑血管疾病。治疗半个多月后出院。遗留偏瘫，舌强，言语不清。如何照顾老人成了一家人最大的难题，陈奶奶在大儿子家2个月，把大儿子累得精疲力竭，血压也高了。尽管劳神费力，但老人症状并未减轻，臀部还是生了压疮。

任务描述

在对陈奶奶进行康复护理时应注意什么？

相关 知识

　　人进入老年期后，各种生理功能、形态结构及心理上均会因机体的老化而出现一系列不同程度的衰退变化。老年人康复护理是对有功能障碍的老年人进行康复治疗护理，使其能尽量实现康复的目标；而广义的老年人康复护理，则包含了对老年人出现的残疾进行预防、医疗、恢复性功能训练或补偿、调节和适应性处理，以及对患者及其家人的教育。做好老年人康复护理工作，使老年人在生理上和心理上、精神上保持较好的个人独立生活和社会生活的能力，有利于健康老龄化。提高老年人的生活质量需要加强老年人康复护理，老年病和残疾造成的身心功能障碍以及处境都会严重地影响他们的生活质量，而医疗康复的治疗和护理可以有效地改善老年人的生活质量。

一、老年人康复护理目标

　　通过对老年人的康复护理，期望达到以下目标：
　　(1) 注重健康的维护，预防疾病和意外伤残的发生。
　　(2) 给予心理支持，减少或避免精神和心理上的伤害。
　　(3) 配合治疗实施护理措施，促进疾病的痊愈。
　　(4) 预防并发症，缩短病程，减少痛苦。
　　(5) 提高日常生活活动的自理能力。
　　(6) 给予健康管理指导，提高老年人生活质量，促其尽早回归家庭和社会。

二、老年人身心变化及其康复护理要点

　　(一) 消化系统功能减弱，需保持营养及水与电解质的平衡

　　足够的营养摄取，可以增强机体抵抗力，提高预防疾病和残障的能力。

　　老年人常因牙龈萎缩和牙齿脱落导致咀嚼困难而易发生消化不良；老年人唾液、胃液分泌总量较年轻人少，影响淀粉酶的消化功能；而且小肠、大肠部分萎缩，致使小肠壁吸收面积减少。所以应当注意饮食成分的均衡和少量多餐，避免偏食和暴饮暴食所造成的营养不良和消化系统疾病的发生。

　　老年人基础代谢率降低，活动量减少，所以对热量的需要相对少一些。限制糖分摄取，减少热量摄入，增加蛋白质的摄入，可有助于组织的维护和修补。饮食中注意减少动物脂肪的成分，以限制饱和脂肪酸和胆固醇的摄取，可延缓动脉粥样硬化的发生。

　　老年人常见有驼背、身高缩短、关节肿大、关节僵硬、肌肉酸痛或因外力撞击容易发生骨折等现象，主要由于身体中钙的流失造成骨质密度和总量降低导致骨质疏松。所以应注意补充钙、维生素 A、维生素 D、维生素 C 以及铁等。

　　(二) 老年人耐力不足，应保证足够的休息和睡眠

　　保证足够的休息和睡眠是使人体体能得到恢复的重要措施之一，对老年人更为重要。老年

人耐力不足，要使其体能消耗，活动持续时间应尽量短一些，休息时间适当长一些，以利于体能的恢复。

由于老年人活动量减少，或者因焦虑等心理因素，睡眠时间较年轻人少。所以，睡眠时间不一定长，但主要应注意保证睡眠的质量。另外，休息不仅仅指的是卧床休息，还可以采取动静结合的方式来调整体能，保证精神和体力。

（三）适度的活动与运动

适度的活动与运动有助于保持个人体态，维护和促进健康，否则，不仅机体各部位功能变差，而且还容易造成肌肉萎缩。运动的目的在于增进血液循环，增强呼吸功能，维持肌肉紧张度，还能增加老年人的活力和自我信赖程度。但运动一定要适度，要根据个人体力来选择适当的项目、次数和运动量，否则适得其反。

如果因年迈体衰不能参加运动，则应当力求增加老年人的活动性（活动性指个人在其所处的环境内能移动的能力），避免过多的依赖性，使老年人在提高活动能力的同时，增进自尊和独立性，激发参与各项活动的兴趣，利于老年人的身心健康。

（四）密切观察病情和保障治疗及时到位

老年人中枢神经系统的活动降低，使得知觉的感受能力变慢，表现为反应迟钝，自觉症状不明显。因此，不能依靠主诉来发现身体变化，照护人员必须通过认真、仔细、严密的观察，主动发现病情变化，否则容易延误病情。治疗方案的实施需要护理手段去体现，如：静脉输液给药，因老年人的血管又细又脆，且自己控制能力差，而常常导致静脉输液中途失败。护理上不可拖延时间，一定要及时、正确地将治疗方案予以实施。

（五）机体反应能力差，需要有安全维护

随着年龄的增长，神经系统功能也在发生变化，老年人对刺激源的接受、传达及反应能力越来越差，听觉、视觉、嗅觉、味觉、痛觉、知觉、温度觉等各种感觉能力均有不同程度的下降，甚至有的老年人表情淡漠，语言表达能力也有所减低。所以在日常生活中，消除一切可能发生的不安全因素，实施安全维护对老年人十分重要。

老年人平衡感和精细动作的能力变差，多需要使用拐杖、轮椅或扶栏杆协助行走。根据需要，在床边采取安全防护措施，如：床档、护栏等措施防止坠床、跌伤等意外问题的发生。为有心血管疾患的老年人或无常人守护的老年人配备呼叫装置，是保证急救的必要护理手段。

（六）整体防御机能低下，注意并发症的预防

并发症是严重影响疾病痊愈和健康恢复的障碍之一，严重威胁着老年人的疾病治疗和全面康复。因此，预防并发症是老年人康复护理的重点工作。

老年人呼吸速率降低，咳嗽能力变差，易于发生呼吸系统感染、泌尿系统感染、骨与关节的挛缩、骨质疏松或骨折、褥疮、便秘等并发症，以及坠床、跌伤、走失等意外都是老年人极其容易发生的问题。

因此，在病情允许的情况下，应当早期离床活动，采取动静结合的休养方式，促进血液循环和提高机体抗病能力，这些都是预防各种并发症的积极措施。

平时注意做到老年人良肢位的保持和关节活动度的训练，是预防骨与关节挛缩的重要护理措施。另外，注意提高基础护理的质量，如：口腔护理、皮肤护理、导尿管的护理等，是预防呼吸系统感染、泌尿系统感染的关键。

（七）给予心理上的支持

老年人由于感官（如眼、耳、鼻等）功能的减弱，使其在心理上疏远周围环境，对周围事物漠不关心；感官功能差，则信息输入相对减少，相应地影响了老年人学习的机会。老年人退休或离休后，出现地位和角色的转换，也会产生失落感，造成心理上的压力。

无论老年人有无地位、经济上是否富有或者身体有何种疾病或残障，都应当尊重其人格，不应当使其心理受到伤害。注重与老年人的情感交流也是给予心理支持的重要方法。

（八）对有生活自理能力的老年人，指导他们进行自我健康管理

日常生活活动的训练，是提高生活自理能力的基本条件。一般凡是老年人自己可以做的日常生活活动，尽量引导他们自己动手，避免过多地依赖他人而失去自理能力。但一定要注意安全维护和给予必要的护理援助。

应为老年人创造良好的社会交往环境，开展社区活动，丰富生活内容，从而提高生活质量，使老年人健康长寿。

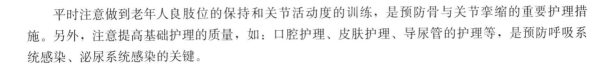

三、需要进行康复治疗护理的老年病症

需要进行康复治疗护理的老年病症主要有：脑卒中、心血管疾患关节炎、慢性肺疾患、慢性疼痛、椎间盘病变、骨质疏松、跌倒/姿势异常、骨折、周围血管疾患、周围神经疾患、淋巴肿、帕金森病、脊髓损伤、头部损伤、关节置换术后、体质衰弱、挛缩、压疮、走动困难、癌症。

四、老年人康复护理的特殊问题

从生理学方面来说，与增龄性改变有关的有：运动时最大耗氧量，每年以 1% 的幅度下降；脑血流量，比青年人少 17%～36%；脑摄氧量，比青年人少 9%；肺活量，每年下降 24.4 毫升；肌力，65 岁时丧失 40% 最大肌力；血压，剧烈运动时易出现过激增高反应。与疾病引起的改变有关的有：40% 老年人有 4 种以上疾患（毛病）；易产生继发性功能障碍或合并症；残疾患者的步行活动能量消耗比常人大 35%～200%。

从心理方面来说，与增龄性改变有关的有：认知能力（记忆力）与学习效率下降；对康复后信心不足，甚至失去信心。与疾病引起的改变有关的有：抑郁（占 28%～50%）；参加康复积极性较差。

老年病患者常见的继发性合并症（功能障碍）有：依赖心理、体质衰弱、肌力减退、精神错乱、（肌肉）关节挛缩、抑郁、厌食、肺炎、压疮（褥疮）、静脉栓塞、尿失禁等。

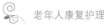
五、老年人康复治疗

老年人康复治疗护理的场所包括：床边康复治疗（在病房内）；康复科室治疗（在康复科的治疗室内）；康复中心治疗（进行多种长时间的康复治疗）；养老机构康复治疗（养老院、护养院、老人福利院）；社区康复治疗。

六、老年人康复护理的策略

（1）实事求是地设定康复目标。这主要取决于患者的实际需要、自身的健康潜力和客观康复服务的条件，应以能达到日常生活自理为主，同时能融入家庭生活和社会生活。

（2）尽早开始康复治疗，以便争取较好效果。针对老年人身心功能的特点，采取对策，使康复治疗能顺利而有效地进行。

（3）对于肌力较差者，可以在运动疗法的项目中，不做或少做力量性练习；如果做，负荷量也应是小的。进行一般的肢体运动时，中间要多休息。

（4）对于心肺功能及脑血循环比青年人差者，在进行康复运动训练时，要采用较小的运动强度，避免过劳。

（5）对于运动时血压反应偏高，尤其剧烈运动时，血压出现急剧增高的反应者，在进行康复运动训练时，应避免剧烈运动和速度快、身体位置急剧转变的运动。

（6）对于记忆力、注意力和学习效率下降者，康复训练的方法及重新学习的技能要从简从易，避免复杂化，要耐心指导；训练和教学要循序渐进，从少到多，从简到繁，从易到难；新技能学会并经适应一个阶段后，再进一步教另一新技能；采用形象教学，甚至电脑辅导训练，便于反复练习。

（7）对于精神不振，对康复缺乏兴趣，信心不足，甚至有抑郁状态者，要给予心理治疗，医护人员及亲友鼓励，康复病友现身说法，采用有趣味性、激励性的练习；通过多次对功能的复查评估，显示进步，增强信心。

（8）充分利用社区卫生服务，促进老年人康复。

同 步 训 练

找一所康复医院进行参观，了解老年人康复护理的主要特点，写出心得体会。

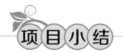
项 目 小 结

本项目对康复、康复护理及老年人康复护理工作进行了介绍，包括康复与康复护理的含义，康复护理的工作内容与原则，照护人员在康复小组中的角色，以及老年人康复护理要点。本项目是后面三个项目内容的总纲领，在后面的学习中也要结合本项目的内容进行思考与训练。

● **重要概念**

康复　康复护理

● **课后讨论**

1. 老年人康复护理的意义。

2. 康复照护人员在康复小组中的角色。

● **课后自测**

一、不定项选择题

1. 康复护理的原则包括（　　　）

　　A. 高度重视心理护理　　　　　　B. 变替代护理为自我护理

　　C. 功能训练贯穿始终　　　　　　D. 功能训练与日常生活活动相结合

2. 下列哪项属于老年人康复护理的要点（　　　）

　　A. 保持营养及水与电解质的平衡　B. 保证足够的休息和睡眠

　　C. 适度的活动与运动　　　　　　D. 注意并发症的预防

二、案例分析

　　据第二次全国残疾人抽样调查数据推算，全国各类残疾人的总数为 8 296 万人。另据资料显示，在这 8 000 多万残疾人中，有康复需求者接近 5 000 万人；中国已经进入老龄化社会，目前，60 岁以上的老年人已突破 2 亿，患有各种慢性病并有生活能力障碍需要康复服务的老年人约有 7 000 多万人；我国还有慢性病患者 2 亿多人，需要提供康复服务的超过 1 000 万人；随着国家经济的发展，因交通、工伤事故致残的伤残者，每年增加约为 100 多万人，其中大部分人需要康复服务。

　　随着国家改革开放的深入发展，中国残疾人康复事业取得了显著成绩。国家卫生和计划生育委员会、民政部、教育部和中国残疾人联合会（以下简称中国残联）积极发展康复服务机构。目前，中国残联系统建有省级残联康复机构 30 家、地市级残联康复机构 92 家、县级残联康复机构 4 000 多家，全国共有各类各级残疾人康复机构 19 000 多家；多年前，原国家卫生部就明确要求所有三级医院都必须设立康复医学科，社区卫生服务机构具备社区康复的功能，目前，至少有 800 多家三级医院开设了康复医学科，已建设 18 000 多家社区卫生服务中心。但是由于各个康复机构、医院和社区卫生服务中心严重缺乏康复技术人才，为上述人群提供康复服务的能力非常有限，还达不到 20%，康复效果难尽如人意，康复服务缺乏专业性，至今没有形成专业化建设的规模和基础，这些康复机构的发展状况都令人担忧。

　　对此，你有何感想？如何促进老年人康复护理工作的发展？

教学做一体化训练

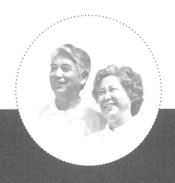

项目二

老年人功能障碍评估

学习目标

知识目标

通过本项目的学习，学生应能够：

1. 识别关节活动度异常的常见原因；

2. 复述关节活动度测量过程中的注意事项；

3. 复述肌力、肌张力、步态、平衡能力及日常生活活动能力的评估方法。

能力目标

通过本项目的学习，学生应能够：

1. 识别并理解老年人病历中关于康复评估的内容；

2. 对老年人的肌力、各主要关节的活动范围、步态及日常生活活动能力进行初步评估。

素养目标

通过本项目的学习，学生应能够：

1. 在功能障碍评估过程中积极与老年人沟通，取得其配合；

2. 在功能障碍评估过程中有足够的耐心和细心，从而得出准确结论。

功能是指组织、器官、肢体等的特征性活动，如手的功能是利用工具劳动，下肢的功能是支撑身体和走路等。各种功能均有自己的特征。当本应具有的功能不能正常发挥时，即称为功能障碍。

评估又称评价、评定。康复护理评估是收集患者的有关资料，采用一定的方法有效和准确地评定患者的功能障碍种类、性质、部位、范围、严重程度和预后的过程，为设计康复护理目标，制定康复护理措施提供依据。

任务一

关节活动度评估

情境导入

张爷爷，70 岁，一年前活动中出现口眼歪斜，左侧肢体麻木，无力，急送往当地医院，诊断为左侧基底节区出血，立即行颅脑引流术，住院 40 天左右，好转出院。之后张爷爷未经康复治疗，留有左侧肢体活动不灵的后遗症，行走姿势异常，左侧肩、肘、腕关节活动受限，左手不能持物，不能做精细动作。

任务描述

对张爷爷的关节活动度进行全面评估，为康复护理计划的制订提供依据。

相关知识

关节活动度（range of motion）又称关节活动范围，是指关节活动时可达到的最大运动弧度。关节活动度分为主动活动度和被动活动度。主动关节活动度是指作用于关节的肌肉随意收缩使关节运动时所通过的运动弧；被动关节活动度是指由外力使关节运动时所通过的运动弧。在正常情况下，被动关节活动度稍大于主动关节活动度。

许多病理因素可使关节活动度发生改变，因此关节活动度检查是肢体运动功能检查中最常用、最基本的项目之一。

一、引起关节活动度异常的原因

关节活动度异常分为活动度减少和活动度过度两种，主要引起原因有以下几个方面。

1. 关节及周围软组织疼痛

由于疼痛导致了主动活动和被动活动均减少，如骨折、关节炎症等。

2. 肌肉痉挛

这是中枢神经系统病变引起的痉挛，常见主动活动减少，被动活动基本正常，或被动活动大于主动活动，如脑损伤引起的肌痉挛。

3. 软组织挛缩

关节周围的肌肉、韧带、关节囊等软组织挛缩时，主动活动和被动活动均减少，如烧伤、肌腱移植术后、长期制动等。

4. 肌肉无力

通常主动活动减少，被动活动正常，被动活动大于主动活动。

5. 关节内异常

关节内渗出或有游离体时，主动活动和被动活动均减少。

6. 关节僵硬

主动活动和被动活动均丧失，如关节骨性强直、关节融合术后。

二、关节活动度测定的目的

关节活动度测定的目的包括以下几方面：

（1）确定是否有关节活动度受限及受限的程度。

（2）发现导致关节活动度受限的原因。

（3）确定合适的康复目标。

（4）观察康复进展情况。

（5）为临床及科研提供客观数据。

三、测量工具与测量方式

（一）测量工具

1. 通用量角器

通用量角器由一半圆规或全圆规加一条固定臂及一条移动臂构成（见图2-1-1）。通用量角器主要用来测量四肢各大关节的活动度。

2. 方盘量角器

方盘量角器结构为一正方形，正面有圆形刻度的木盘，其中心有一可旋转的指针，后方再加把手构成，指针由于重心在下而始终指向正上方（见图2-2-2）。方盘量角器检查法的优点：不用确定骨性标志，操作较方便、迅速，精确度也较高。

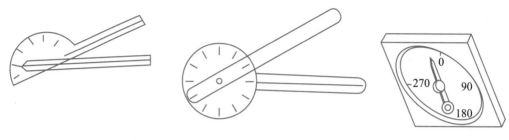

图 2-1-1 通用量角器   图 2-1-2 方盘量角器

3. 其他

如，尺子或带子，尺子或带子用来测量两骨点之间的距离；可展性金属线，用来测量肢体、手指的形状等。

（二）测量方法

最常用的方法是中立位 0°法。在人体基本姿势中关节所处的位置即为人体关节的中立位。中立位 0°法是以中立位为 0°，测量关节各运动的最大角度。180°是重叠在发生运动的人体一个平面上的半圆。关节的运动轴心就是这个半圆周或运动弧的轴心，所有关节均是在 0°开始并向 180°方向增加。测量步骤如下：

1. 体位

确定测量体位，保证体位舒适，充分暴露被检查部位，测量时关节活动不受限。

2. 介绍情况

让受试者了解测量过程、测量原因，以取得受试者的配合。

3. 量角器放置

先确定量角器放置的关节活动面，然后确定其轴心（通常是骨性标志点），最后确定量角器的固定臂及移动臂。

4. 关节活动

在可能的关节活动度之内，轻柔地移动关节，以确定完全的被动关节活动度，并注意观察受试者有无疼痛或不适感。

 提示

关节被动活动时，检查者应能掌握施加外力的大小，被检查关节的运动是否受到了限制，如出现了运动抵抗，应能判断这种抵抗是生理的（正常的）运动终末感，还是病理的（异常的）运动终末感。生理性运动终末感可分为软组织性抵抗、结缔组织性抵抗和骨性抵抗 3 种（见表 2-1-1）。病理性运动终末感可分为软组织性抵抗、结缔组织性抵抗、骨性抵抗和虚性抵抗 4 种（见表 2-1-2）。

---

5. 记录

摆放量角器并记录主动关节活动终末位的角度及被动关节活动终末位的角度。读取量角器刻度盘上的刻度时，刻度应与视线同高。

表 2 - 1 - 1 　　　　　　　　　　　　　生理性运动终末感

生理性运动终末感	原　因	举　例
软组织性抵抗	软组织间的接触	膝关节屈曲（大腿与小腿屈肌群的接触）
结缔组织性抵抗	肌肉的伸展	膝关节伸展、髋关节屈曲（股二头肌牵拉的紧张）
	关节囊的伸展	手指掌指关节伸展（关节囊前部的紧张）
	韧带的伸展	前臂旋后（掌侧桡尺韧带、骨间膜的紧张）
骨性抵抗	骨与骨的接触	肘关节伸展（尺骨鹰嘴与肱骨鹰嘴窝的接触）

表 2 - 1 - 2 　　　　　　　　　　　　　病理性运动终末感

病理性运动终末感	原　因	举　例
软组织性抵抗	软组织浮肿、滑膜炎	
结缔组织性抵抗	肌紧张增加，关节囊、肌肉、韧带缩短	
骨性抵抗	骨软化症、骨性关节炎、关节内游离体、骨化性肌炎、骨折	
虚性抵抗	疼痛、防御性收缩、脓肿、骨折、心理反应	

（三）记录测量结果

记录关节活动度的结果应包括以下几个项目：关节的名称与左右；关节强硬、强直或挛缩的位置；主动关节活动度及被动关节活动度；测量时的体位；测量过程中运动的方向及有无误差。

在记录关节活动度的起始位和运动终末位的度数时，一般从 0°开始逐渐增加至 180°，如果起始位不是 0°，应说明存在有某种受限的因素。1992 年美国骨科医师协会推荐应用中立位 0°法记录关节活动度，即将关节的中立位设置为 0°，以此记录各个关节的各个方向的活动度数。例如，肩关节屈伸：90°~0°~45°。当被测者某关节出现非正常过伸展情况时，可采用"一"表示。例如，膝关节"一20°"表示膝关 20°过伸。

记录关节活动度的方法有多种，表 2 - 1 - 3、表 2 - 1 - 4 为常用关节活动度测量结果的记录表。

表 2 - 1 - 3 　　　　　　　　　　上肢、手指关节活动度检查记录表

左　侧						部　位	检查项目	正常值（°）	右　侧					
月　日		月　日		月　日					月　日		月　日		月　日	
A	P	A	P	A	P				A	P	A	P	A	P
						肩关节	屈曲	0~180						
							伸展	0~50						
							外展	0~180						
							水平外展	0~90						
							水平内收	0~135						
							外旋	0~90						
							内旋	0~70						

续前表

左 侧						部 位	检查项目	正常值（°）	右 侧					
月	日	月	日	月	日				月	日	月	日	月	日
A	P	A	P	A	P				A	P	A	P	A	P
						肘关节	屈曲	0~150						
							旋前	0~80						
							旋后	0~80						
						腕关节	掌屈	0~80						
							背伸	0~70						
							尺偏	0~30						
							桡偏	0~20						
						拇指	CM 屈曲	0~15						
							CM 伸展	0~20						
							MP 屈伸	0~50						
							IP 屈伸	0~80						
							外展	0~70						
							对掌（cm）							
						示指	MP 屈曲	0~90						
							MP 伸展	0~45						
							PIP 屈曲	0~100						
							DIP 屈曲	0~90						
							外展	0~20						
							内收	0~20						
						中指	MP 屈曲	0~90						
							MP 伸展	0~45						
							PIP 屈曲	0~100						
							DIP 屈曲	0~90						
							外展	0~20						
							内收	0~20						
						无名指	MP 屈曲	0~90						
							MP 伸展	0~45						
							PIP 屈曲	0~100						
							DIP 屈曲	0~90						
							外展	0~20						
							内收	0~20						
						小指	MP 屈曲	0~90						
							MP 伸展	0~45						
							PIP 屈曲	0~100						
							DIP 屈曲	0~90						
							外展	0~20						
							内收	0~20						

表 2-1-4　　　　　　　　　下肢、颈、躯干关节活动度检查记录表

左侧						部 位	检查项目	正常值(°)	右侧					
月 日		月 日		月 日					月 日		月 日		月 日	
A	P	A	P	A	P				A	P	A	P	A	P
						髋关节	屈曲	0～120						
							伸展	0～30						
							外展	0～45						
							内收	0～30						
							外旋	0～45						
							内旋	0～45						
						膝	屈曲	0～135						
							伸展	0						
						踝关节	背屈	0～20						
							跖屈	0～50						
							内翻	0～35						
							外翻	0～15						
						足趾	MP 屈曲	0～40						
							MP 伸展	0～40						
							PIP 屈伸	0～35						
							DIP 屈伸	0～60						
						颈	前屈	0～45						
							后伸	0～45						
							旋转	0～60						
							侧屈	0～45						
						躯干	屈曲	0～80						
							伸展	0～30						
							旋转	0～45						
							侧屈	0～35						

四、主要关节的活动度测量方法

身体各主要关节的活动度测量方法如下。

（一）肩关节

1. 屈曲（见图 2-1-3）

【体位】坐位、站位或仰卧位，膝关节屈曲（防止脊椎屈曲）。肩关节无外展、内收、旋转，前臂中立位，手掌朝向体侧。

【固定臂】与胸廓的腋中线一致。

【移动臂】与肱骨纵轴平行。

【轴心】肩峰。

【运动终末感】因喙肱韧带后束、关节囊后部、小圆肌、大圆肌以及冈下肌的紧张而产生的结缔组织性抵抗。

【运动方式】在矢状面上以冠状轴为轴，上肢向前上方运动。测量时应固定肩胛骨，防止出现代偿运动（复合运动时固定胸廓防止脊柱伸展）。

【正常值】0°～180°。

2. 伸展（见图 2 - 1 - 4）

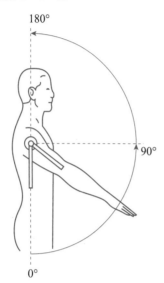

图 2 - 1 - 3 肩关节屈曲活动度测量方法　　图 2 - 1 - 4 肩关节伸展活动度测量方法

【体位】坐位、站位或俯卧位，颜面部转向被测关节的对侧。卧位时头部不得使用枕头，坐位时肩关节无外展及旋转，为防止肱二头肌紧张的限制，肘关节轻度屈曲，手掌朝向体侧，前臂呈中立位。

【固定臂】与胸廓的腋中线一致。

【移动臂】与肱骨纵轴平行。

【轴心】肩峰。

【运动终末感】喙肱韧带的前部，关节囊前部紧张而产生的结缔组织性抵抗（如完成肩的复合运动时，则是胸大肌锁骨部纤维、前锯肌紧张出现的结缔组织性抵抗）。

【运动方式】在矢状面上以冠状轴为轴，上肢向后上方运动。测量时应固定肩胛骨，防止出现代偿运动（复合运动时固定胸廓防止脊柱前屈）。

【正常值】0°～50°。

3. 外展（见图 2 - 1 - 5）

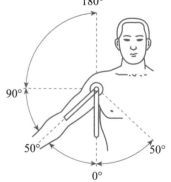

图 2 - 1 - 5 肩关节外展活动度测量方法

【体位】坐位、站位或仰卧位，肩关节屈曲、伸展均呈 0°位，前臂旋后，手掌向前方，使肱骨充分外旋，防止因肱三头肌紧张限制运动的完成。

【固定臂】与胸廓的腋中线一致。

【移动臂】与肱骨纵轴平行。

【轴心】肩峰的前侧。

【运动终末感】测量者左手固定肩胛骨，右手将上肢外展，当肩胛骨出现向外侧移动时，即为肩关节外展的运动终末。肱韧带的中部与下部纤维、关节囊的下部、背阔肌、胸大肌紧张而出现的结缔组织性抵抗

（复合运动时为大菱形肌、小菱形肌、斜方肌的中部及下部纤维的紧张）。

【运动方式】在冠状面上以矢状轴为轴完成的运动。测量时应固定肩胛骨，防止出现代偿运动（复合运动时固定胸廓防止脊柱侧屈）。

【正常值】0°～180°。

4. 内收

在冠状面上，以矢状轴为轴完成的运动，测量的体位、量角器的使用方法均与外展相同。

【运动方式】如肩关节处于20°～45°屈曲位时，上肢从身体前方向内运动。

【正常值】0°～45°

5. 内旋（见图2-1-6（a））

【体位】仰卧位、俯卧位均可。肩关节外展90°，肘关节屈曲90°。

【固定臂】与地面垂直。

【移动臂】与前臂纵轴平行。

【轴心】尺骨鹰嘴。

【运动终末感】关节囊的后部、冈下肌、小圆肌紧张出现的结缔组织性抵抗（复合运动时大小菱形肌、斜方肌中部、下部肌束紧张出现的结缔组织性抵抗）。

【运动方式】前臂在矢状面上，以冠状轴为轴，向下肢方向的运动。固定肱骨远端，防止肩胛骨向上和前方倾斜（复合运动时固定胸廓防止脊柱屈曲）。

【正常值】0°～70°

6. 外旋（见图2-1-6（b））

体位、量角器的固定臂、移动臂、轴心与内旋活动度测量方法相同。

【运动终末感】肱韧带的上、中、下三束、喙肱韧带、关节囊的前部、肩胛下肌、胸大肌、背阔肌、大圆肌紧张出现的结缔组织性抵抗（复合运动时因前锯肌和小圆肌的紧张而出现的结缔组织性抵抗）。

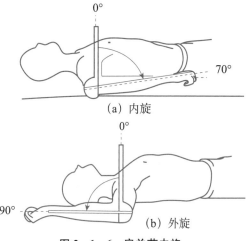

(a) 内旋

(b) 外旋

图2-1-6 肩关节内旋、
外旋活动度测量方法

【运动方式】前臂在矢状面上以冠状轴为轴，向头部方向运动。测量时应固定肩胛骨，防止肩胛下角向后方倾斜（复合运动时固定胸廓防止运动终末时脊柱伸展）。

【正常值】0°～90°。

（二）肘关节

1. 屈曲（见图2-1-7）

【体位】坐位、立位或仰卧位。上肢紧靠躯干，肩关节无伸展、屈曲及外展，前臂旋后，手掌朝向上方。

【固定臂】肱骨纵轴。

【移动臂】桡骨纵轴。

【轴心】肱骨外上髁。

【运动终末感】前臂前面肌腹与肱骨前面肌腹接触而出现的软组织性抵抗，或关节囊后部和肱三头肌紧张出现的结缔组织性抵抗，或尺骨的冠突与肱骨的冠突窝以及桡骨头与肱骨的桡骨窝间的接触而出现的骨性抵抗。

【运动方式】在矢状面上以冠状轴为轴,前臂从前方作接近肱骨方向的运动(见图 2-1-7)。

【正常值】0°～150°。

2. 伸展(见图 2-1-8)

体位、固定臂、移动臂、轴心与屈曲相同。

【运动终末感】尺骨鹰嘴与肱骨的鹰嘴窝接触而出现的骨性抵抗,或关节囊的前部、侧副韧带、肱二头肌、肱肌紧张而出现的结缔组织性抵抗。

【正常值】0°～10°。

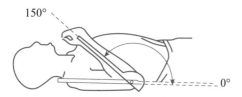

图 2-1-7 肘关节屈曲活动度测量方法

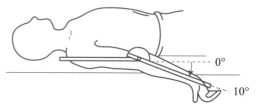

图 2-1-8 肘关节伸展活动度测量方法

(三)前臂

1. 旋前(见图 2-1-9)

【体位】坐位,上臂紧靠躯干,肩关节无屈曲、伸展、外展、内收、旋转,肘关节屈曲 90°,前臂呈中立位。

【固定臂】与肱骨中线平行。

【移动臂】桡骨茎突与尺骨茎突的连线。

【轴心】尺骨茎突的外侧。

【运动终末感】由于桡骨与尺骨的接触而出现的骨性抵抗。另外下尺桡关节背侧的尺桡韧带、骨间膜、旋后肌、肱二头肌紧张而出现的结缔组织性抵抗。

【运动方式】在水平面上,以垂直轴为轴进行拇指向内侧、手掌向下的运动,上臂紧靠躯干,防止肩关节代偿。

【正常值】0°～90°。

2. 旋后(见图 2-1-10)

【体位】与前臂旋前相同。

【固定臂】与肱骨中线平行。

【移动臂】与腕关节掌侧横纹平行。

【轴心】下尺桡关节前臂的内侧。

【运动终末感】下尺桡关节掌侧的尺桡韧带、斜索、骨间膜、旋前圆肌、旋前方肌紧张而出现的结缔组织性抵抗。

【运动方式】拇指向外侧、手掌向上的运动。

【正常值】0°～80°/90°。

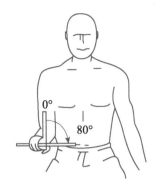

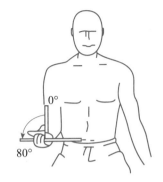

图 2 - 1 - 9　前臂旋前活动度测量方法　　　　图 2 - 1 - 10　前臂旋后活动度测量方法

（四）腕关节

1. 掌屈（见图 2 - 1 - 11）

【体位】坐位，肩关节外展 90°，肘关节屈曲 90°，前臂置于桌上，手掌与地面平行，腕关节不得出现桡、尺偏及手指屈曲，以免影响腕关节活动。

【固定臂】与尺骨中线平行。

【移动臂】第五掌骨外侧中线。

【轴心】尺骨茎突稍向远端，腕关节的尺侧。

【运动终末感】因背侧、桡侧腕韧带和背侧关节囊紧张而产生的结缔组织性抵抗。

【运动方式】在矢状面上以冠状轴为轴，向手掌靠近前臂屈侧运动，测量时固定尺、桡骨，防止前臂的旋前、旋后。

【正常值】0°～80°。

2. 背伸（见图 2 - 1 - 12）

体位、固定臂、移动臂、轴心与腕关节掌屈相同。

【运动终末感】桡腕掌侧韧带和掌侧关节囊紧张而产生的结缔组织性抵抗。

【运动方式】在矢状面上以冠状轴为轴的运动。手掌向靠近前臂伸侧运动，测量时除固定前臂外，还应防止手指伸展，以免因指浅屈肌和指深屈肌的紧张，限制腕关节的运动。

【正常值】0°～70°。

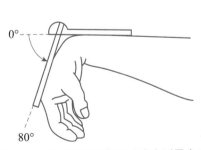

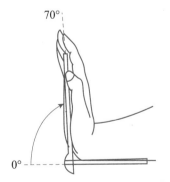

图 2 - 1 - 11　腕关节掌屈活动度测量方法　　　　图 2 - 1 - 12　腕关节背伸活动度测量方法

3. 桡偏（见图 2 - 1 - 13）

【体位】与腕关节掌屈相同。

【固定臂】前臂背侧中线。

【移动臂】第三掌骨背侧纵轴线。

【轴心】腕关节背侧中点。

【运动终末感】因桡骨茎突与舟状骨接触而产生的骨性抵抗，也可能出现因腕尺侧副韧带、关节囊尺侧紧张而产生的结缔组织性抵抗。

【运动方式】在冠状面上以矢状轴为轴的运动。测量时应固定桡骨、尺骨远端，防止前臂的旋前、旋后及肘关节的过度屈曲。测量者一手固定固定臂，另一手托住被检手的掌骨，防止腕关节掌屈或背伸。

【正常值】0°～20°。

4. 尺偏（见图 2 - 1 - 14）

体位、固定臂、移动臂、轴心、正常值与桡偏相同。

【运动终末感】桡侧侧副韧带与关节囊的桡侧紧张而产生的结缔组织性抵抗。

【运动方式】在冠状面上以矢状轴为轴的运动。测量者一手固定前臂维持肘关节 90°屈曲，另一手握被测者的第二、第三掌骨，防止腕关节掌屈或背伸。

【正常值】0°～30°。

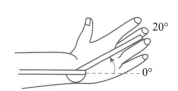

图 2 - 1 - 13 腕关节桡偏活动度测量方法

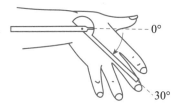

图 2 - 1 - 14 腕关节尺偏活动度测量方法

（五）髋关节

1. 屈曲（见图 2 - 1 - 15）

【体位】仰卧位，髋关节无内收、外展、内旋、外旋。

【固定臂】通过大转子、躯干的纵轴。

【移动臂】股骨纵轴。

【轴心】大转子。

【运动终末感】大腿前群肌肉与下腹部接触产生的软组织性抵抗。

【运动方式】在矢状面上以冠状轴为轴，完成膝关节伸展的抬腿动作，然后做膝关节屈曲抬腿动作。测量时注意固定骨盆，防止躯干的代偿运动。测量者一手放在骨盆上，一手扶持屈曲的膝关节做被动的屈曲（但不得向下压），髋关节屈曲时，出现骨盆后倾即为运动终末。

【正常值】0°～120°。

2. 伸展（见图 2 - 1 - 16）

【体位】俯卧位，髋关节无内收、外展、内旋、外旋，膝关节伸展位，固定臂、移动臂、轴心与髋关节屈曲相同。

【运动终末感】关节囊前部、髂股韧带、耻股韧带的紧张产生的结缔组织性抵抗。也会因髂腰肌、缝匠肌、股肌、阔筋膜张肌、长收肌等髋关节屈肌的紧张而产生结缔组织性抵抗。

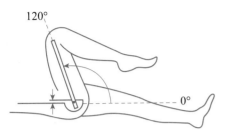

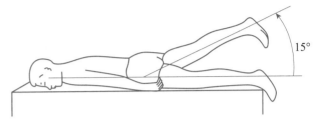

图 2 - 1 - 15　髋关节屈曲活动度测量方法　　　　图 2 - 1 - 16　髋关节伸展活动度测量方法

【运动方式】在矢状面上以冠状轴为轴运动。测量者一手托被检股骨远端，另一手置于同侧的髂前上棘，将下肢向后上方抬起，当骨盆出现前倾时即为运动终末。测量时应固定骨盆，防止出现前倾和旋转。

【正常值】0°～15°。

3. 外展（见图 2 - 1 - 17）

【体位】仰卧位，髋关节无屈曲、伸展、旋转，膝关节伸展位。

【固定臂】两侧髂前上棘连线。

【移动臂】股骨纵轴。

【轴心】髂前上棘。

【运动终末感】因关节囊内侧、耻股韧带、髂股韧带下束紧张而产生的结缔组织性抵抗。大收肌、长收肌、短收肌、耻骨肌、股薄肌的紧张也会限制关节的活动。

【运动方式】在冠状面上以矢状轴为轴进行运动。测量者一手握住被检侧踝关节，向外展方向牵引，同时防止髋关节外旋，另一手置于髂前上棘上方，当下肢向侧方移动，骨盆出现向侧方倾斜和脊柱侧屈时，即为运动终末。

【正常值】0°～45°。

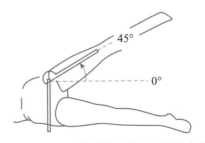

图 2 - 1 - 17　髋关节外展活动度测量方法

4. 内收（见图 2 - 1 - 18）

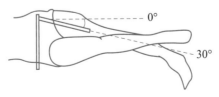

图 2 - 1 - 18　髋关节内收活动度测量方法

体位、固定臂、移动臂、轴心与髋关节外展相同。

【运动终末感】因关节囊外侧和髂股韧带上束紧张而产生的结缔组织性抵抗。臀中肌、臀小肌及阔筋膜张肌紧张也是限制髋关节内收的因素。

【运动方式】在冠状面上以矢状轴为轴进行运动。测量者一手固定骨盆，另一手使下肢保持内收位，当骨盆出现侧方倾斜时即为运动终末。

【正常值】0°~30°。

5. 内旋（见图 2 - 1 - 19）

【体位】端坐位，膝关节、髋关节屈曲 90°，无髋关节外展及内收（也可取仰卧位、俯卧位）。

【固定臂】通过髌骨中心的垂线。

【移动臂】胫骨纵轴。

【轴心】髌骨中心。

【运动终末感】因关节囊后部和坐股韧带紧张而产生的结缔组织性抵抗。闭孔外肌、闭孔内肌、上孖肌、下孖肌、股方肌、臀中肌后部纤维、臀大肌紧张也会限制髋关节的内旋。

【运动方式】在水平面上以垂直轴为轴进行运动。测量者一手置于被测下肢的股骨远端，防止髋关节屈曲和内收，另一手使小腿向外侧摆动。被测者双手置于测量台面上，重心移至被测臀部，以协助固定。当髋关节内旋出现脊柱侧屈时即达到运动终末。

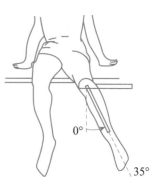

图 2 - 1 - 19　髋关节内旋活动度测量方法

【正常值】0°~35°。

6. 外旋（见图 2 - 1 - 20）

体位、固定臂、移动臂、轴心与髋关节内旋相同。

【运动终末感】因关节囊前部、髂股韧带紧张而产生的结缔组织性抵抗。臀中肌前部纤维、臀小肌、大收肌、长收肌、耻骨肌紧张也会限制髋关节的外旋。

【运动方式】在水平面上以垂直轴为轴进行运动。测量者一手置于被测下肢的股骨远端，防止髋关节屈曲和外展，另一手置于踝关节上方，将小腿向内侧摆动，被测者双手置于测量台面上，重心移至被测臀部，另一侧下肢膝关节屈曲以免妨碍被测下肢向内侧摆动。

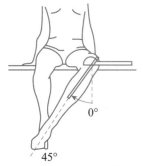

图 2 - 1 - 20　髋关节外旋活动度测量方法

【正常值】0°~45°。

（六）膝关节

1. 屈曲（见图 2 - 1 - 21）

【体位】仰卧位，髋关节无内收、外展、屈曲、伸展及旋转。

【固定臂】股骨纵轴。

【移动臂】股骨小头与外踝连线。

【轴心】股骨外侧髁。

【运动终末感】小腿、大腿后群肌肉或足跟与臀部的接触而产生的软组织性抵抗。股直肌紧张也会限制膝关节屈曲的活动度。

【运动方式】在矢状面上以冠状轴为轴进行运动。测量者一手固定被测大腿，防止髋关节的旋转、屈曲、外展，另一手扶持踝关节上方，完成足跟靠近臀部的运动。

【正常值】0°～135°。

2. 伸展

体位、固定臂、移动臂、轴心与膝关节屈曲相同。

【运动终末感】因关节囊后部、腘斜韧带、侧副韧带、前交叉韧带和后交叉韧带紧张而产生的结缔组织性抵抗。

【运动方式】在矢状面上以冠状轴为轴进行运动，完成足跟向远离臀部方向的运动。测量时应固定大腿，防止髋关节出现旋转、屈曲、外展的代偿动作（见图2-1-21）。

【正常值】0°～10°。

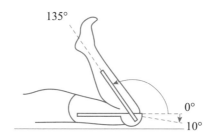

图 2-1-21　膝关节屈曲伸展活动度测量方法

（七）踝关节

1. 背屈（见图2-1-22）

【体位】坐位或仰卧位，膝关节屈曲大于30°，踝关节无内翻及外翻。

【固定臂】腓骨小头与外踝的连线（腓骨外侧中线）。

【移动臂】第五跖骨。

【轴心】第五跖骨与小腿纵轴延长线在足底的交点。

【运动终末感】因关节囊后部、跟腱、三角韧带胫跟部、后距腓韧带、距跟骨间韧带紧张而产生的结缔组织性抵抗。

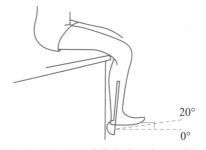

图 2-1-22　踝关节背曲伸活动度测量方法

【运动方式】在矢状面上以冠状轴为轴，完成足尖从中立位向靠近小腿方向的运动。测量者左手固定小腿远端，右手托住足底向上推，施被动手法时应避免推按足趾，以免造成腓肠肌和比目鱼肌的抵抗，同时注意不得出现膝关节和髋关节的代偿动作。

【正常值】0°～20°。

2. 跖屈（见图2-1-23）

体位、固定臂、移动臂、轴心与踝关节背屈相同。

【运动终末感】因关节囊前面、三角韧带前部、距腓前韧带、胫骨前肌、拇长伸肌紧张产生的结缔组织性抵抗或因距骨后结节与胫骨后缘的接触而产生的骨性抵抗。

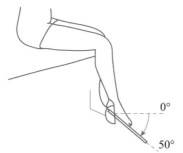

图 2-1-23　踝关节跖屈活动度测量方法

【运动方式】在矢状面上以冠状轴为轴进行运动。完成足向足底方向的运动。测量者一手固定小腿远端，防止膝关节、髋关节出现代偿动作，另一手向下方正直按压被测侧的足背，使其跖屈，但不得对足趾产生压力和出现内翻、外翻。

【正常值】0°～50°。

3. 内翻（见图2-1-24（a））

【体位】坐位或仰卧位，膝关节90°屈曲，髋关节无内收、外展及旋转。

【固定臂】与小腿纵轴一致。

【移动臂】与足的跖面平行（左右）。

【轴心】两臂交点。

【运动终末感】因关节囊，前、后距腓韧带，跟腓韧带，前、后、外侧的距跟韧带，跟骰背侧韧带，背侧距舟韧带，分歧韧带，骰舟背侧韧带和楔舟、楔间、楔骰、跟骰、跗跖关节的背侧，底侧骨间的各种韧带，腓骨长肌，腓骨短肌紧张产生的结缔组织性抵抗。

【运动方式】在冠状面上以矢状轴为轴进行运动。测量者一手固定被检者小腿远端，防止膝关节、髋关节的运动，另一手做踝关节的外旋、内收、跖屈的复合运动。

【正常值】0°～35°。

4. 外翻（见图2-1-24（b））

体位、固定臂、移动臂、轴心均与内翻相同。

【运动终末感】跟骨与距骨之间的接触产生的骨性抵抗，或因关节囊、三角韧带、内侧距跟韧带、底侧跟舟韧带、跟骰韧带、背侧跟舟韧带、分歧韧带内侧束，以及骰舟、楔间、楔骰各关节背侧、底侧、骨间各韧带及后胫骨肌紧张产生的结缔组织性抵抗。

【运动方式】组成踝关节的诸关节共同完成的内旋、外展、背屈的组合运动，测量时应固定被测者小腿远端，防止出现膝关节的屈曲与外旋。

【正常值】0°～20°。

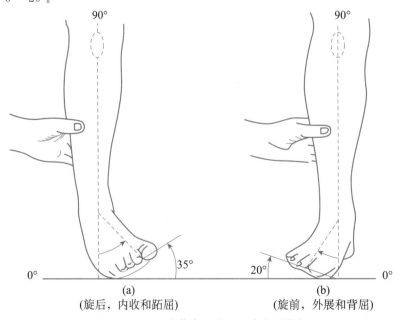

(a)
（旋后，内收和跖屈）

(b)
（旋前，外展和背屈）

图2-1-24 踝关节内翻外翻活动度测量方法

（1）充分暴露受测关节。

（2）采取正确的测试姿势体位，防止邻近关节的替代作用，并提高测量结果的可靠性。

（3）固定好量角器，其轴心应对准关节中心或规定的标志点，关节活动时要防止量角器固定臂移动。

（4）关节测量尺与身体的接触要适度，不得影响关节的运动。

（5）通常先测量关节的主动活动范围，后测量被动活动范围。

（6）被动运动关节时手法要柔和，速度要缓慢、均匀，尤其对伴有疼痛和痉挛的患者不能做快速运动。

（7）同一受试者应由专人测量，每次测量位置以及所用测量工具应保持一致，量角器起始位置及放置方法均应相同，注意肢体两侧均需对比。

（8）对测定时所观察到的内容要记录在备注中，如关节变形、浮肿、疼痛、痉挛、挛缩以及测定时患者的反应等。

（9）避免在按摩、运动及其他康复治疗后立即进行测量。

（10）用不同器械、不同方法测得的结果存有差异，不宜盲目比较。

（11）关节脱位、关节损伤未愈、关节邻近骨折未允许受力、关节周围的软组织术后早期等情况应禁止或慎用测量。

知识 链接

轴和面是描述人体器官形态，尤其是叙述关节运动时常用的术语。人体可设计互相垂直的 3 种轴，即垂直轴、矢状轴和冠状轴；依据上述 3 种轴，人体还可设计互相垂直的 3 种面，即矢状面、冠状面与水平面，见图 2-1-25。

1. 轴

（1）垂直轴：为上自头侧，下至尾侧并与地平面相垂直的轴。

（2）矢状轴：是指从腹侧面至背侧面，同时与垂直轴呈直角交叉的轴，又名腹背轴。

（3）冠状轴：为左右方向与水平面平行，与前两个轴相垂直的轴。

2. 面

（1）矢状面：是指前后方向，将人体分成左、右两部的纵切面，该切面与地平面垂直。经过人体正中的矢状面称为正中矢状面，它将人体分成左右相等的两半。

（2）冠状面：是指左、右方向，将人体分为前、后两部的纵切面，该切面与水平面及矢状面互相垂直。

（3）水平面：又称横切面，是指与地平面平行，与矢状面和冠状面相互垂直，将人体分为上、下两部的平面而言。

在描述器官的切面时，则以器官自身的长轴为标准，与其长轴平行的切面称纵切面，与其长轴

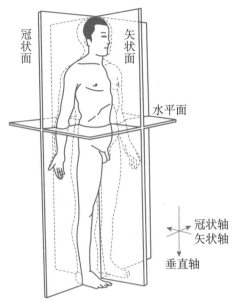

图 2 – 1 – 25　人体的轴和面

垂直的切面称横切面，不用冠状、矢状和水平面来描述。

二、关节的运动形式

关节的运动形式与关节的形态结构有关。每一种运动都是围绕某个运动轴在一定的基本平面进行的。关节的基本运动有屈伸、外展与内收、回旋、环转和水平屈伸。

（1）屈伸：运动环节绕额状轴在矢状面内做的运动。一般来说，向前运动为屈，向后运动为伸。但膝关节及其以下关节则相反。

（2）外展、内收：运动环节绕矢状轴在冠状面做的运动。运动环节末端远离正中面为外展，向身体正中面靠近为内收。

（3）回旋：运动环节绕本身的垂直轴在水平面内做的运动。由前向内旋转为内旋（或旋前），由前向外旋转为外旋（或旋后）。

（4）环转：运动环节以近侧端为支点，绕冠状轴、矢状轴以及它们之间的中间轴做连续的圆周运动。此运动可描绘成一个圆锥体图形的运动，故又称圆锥运动。如上肢在肩关节处做向前或向后的绕环运动。

（5）水平屈伸：运动环节在水平面内绕垂直轴做前后运动，是体育运动中的一种运动形式，生活中少见，如上肢（或下肢）在肩关节（或髋关节）处，外展 90°后再向前运动称水平屈，如向后运动则称水平伸。

同 步 训 练

每两人一组，对双侧各主要关节的活动度进行测量，包括主动与被动关节活动度，对测量结果进行记录，并总结测量过程中遇到的问题。

任务二

肌力评估

陈先生，62岁，半月前因脓胸导致呼吸衰竭，经治疗后病情稳定，但需依赖呼吸机维持生命，长期卧床。目前，由老伴照顾其日常生活，为了预防陈先生出现并发症，医生建议提供康复护理。

任务描述

对陈先生的各肌肌力进行全面评估，为康复护理计划的制订提供依据。

相关知识

肌力检查是物理疗法与作业疗法评估的重要内容，主要用来判断有无肌力低下及其损伤范围与程度，为指导康复护理计划、康复治疗、检验治疗效果提供依据。徒手肌力评估是一项具有国际公认标准的操作简单、实用，在临床中最广泛应用的评估方法。随着电子技术在科学技术中的广泛应用，肌力的计算机化也应用于临床工作中，可获得具有计量单位的数据结果。

一、肌力的基本概述

（一）定义

肌力（muscle strength）有广义和狭义之分。广义的肌力是指肌肉收缩时产生的力量；狭义的肌力是指肌肉主动收缩时产生的力量，即静态或动态收缩的能力。肌力的临床评估是在肌力明显减弱或功能活动受到影响时检查相关肌肉或肌群的最大收缩力量。

肌力评估是指徒手或运用器械对患者肌肉主动收缩功能进行评估，常用于肌肉骨骼系统、神经系统疾病，尤其是周围神经系统疾病。

肌力评估中涉及的肌力低下是指一块肌肉或一组肌群主动收缩的能力下降，甚至丧失，有学者统称为肌无力（muscle weakness）。肌力低下常见于原发性肌病、神经系统疾病、长期制动引起的肌肉废用，如关节炎、烧伤等。

（二）肌的分类

任何一个动作都不是一块肌肉完成的，而是通过一组肌群共同完成的。根据肌群来自不同的关节方位及所发挥的作用将它们分为：原动肌、拮抗肌和协同肌。

（1）原动肌（agonist），又称主动肌，是指发起和完成一个动作的主动作肌或肌群，如伸膝这个动作的原动肌是股四头肌。

（2）拮抗肌（antagonist），是指与原动肌作用相反的肌。如膝关节伸展时，股二头肌使膝关节屈曲，股二头肌就是股四头肌的拮抗肌。在原动肌收缩时，拮抗肌必须等量放松。

（3）协同肌（synergist），是配合原动机且与原动肌一同收缩的肌或肌群。根据作用，又可将协同肌分为3类：产生于原动肌相同功能的肌（联合肌）、限制原动肌产生不必要的运动的肌（中和肌）及具有固定功能的肌或肌群（固定肌）。

（三）肌的收缩类型

（1）等长收缩（isometric contraction）：肌肉收缩时，肌张力明显增加，但肌肉长度基本不变，不产生关节运动，从而有助于固定体位。

（2）等张收缩（isotonic contraction）：在肌肉收缩过程中，肌张力基本不变，但长度缩短，引起关节运动，根据肌肉起止部位的活动方向，分为向心性收缩和离心性收缩两类。

1）向心性收缩（concentric contraction）：肌肉收缩时，肌肉起止点两端彼此靠近，使肌长度缩短，又称为缩短性收缩。向心性收缩是作用于关节并使关节产生运动的原动肌的收缩。

2）离心性收缩（eccentric contraction）：肌肉收缩时，肌肉起止点两端彼此远离，使肌长度增加。是对抗关节运动的拮抗肌所产生的收缩，所起作用与关节运动方向相反。用于稳定关节、控制肢体运动或肢体坠落的速度。

3）等速收缩（isokinetic contraction）：在整个关节运动范围内肌肉以恒定的进度进行的最大用力收缩，且肌肉收缩产生的力量与阻力相等。

（四）影响肌力的因素

1. 肌肉的生理横截面积

肌肉的力量是全体肌纤维收缩力量的总和，肌力大小与肌肉的生理横截面积成正比，肌纤维的数量越多，肌纤维越粗；肌肉的横截面积越大，肌肉收缩产生的力也越大。生理横截面积的大小，反映了该肌肉所有肌纤维的数量和粗细。相同体积的扇形肌、梭形肌、半羽状肌和羽状肌，其肌肉的生理横截面积不同。羽状肌的生理横截面积大于扇形肌的生理横截面积，扇形肌的生理横截面积大于梭形肌的生理横截面积。

2. 肌纤维的类型

肌肉力量的大小取决于不同类型肌纤维在肌肉中所占的比例。按形态或功能可把骨骼肌纤维分为白肌纤维（即快肌纤维）、红肌纤维（即慢肌纤维）和中间肌纤维。肌力的大小主要由肌肉中的白肌纤维所决定。白肌纤维比例高，肌肉收缩力大。白肌纤维比例高者适合从事短距离、高强度的运动项目；红肌纤维比例高者适合从事长时间、小强度的耐力性运动项目。两者的区别主要是由于氧的供应与能量代谢方式不同，白肌纤维以无氧代谢为主要供能方式，红肌纤维以有氧代谢为主要供能方式。

3. 运动单位募集率和神经冲动发放频率

一条运动神经纤维与它所支配的肌纤维构成一个运动单位，是肌肉的最小功能单位。当神经冲动沿一个神经元的神经纤维传至该单位的所有肌纤维时，全部肌纤维同时收缩。因此，运动单位募集越多，肌力越大。研究表明，当肌力在20%～80%的最大收缩时，肌力的改变是靠神经系统募集不同数量的运动单位实现的。当肌力达80%以上的最大收缩时，肌力的增加则通过神经中枢发放神经冲动频率实现。因此，神经冲动频率越高，肌肉力量越大。

4. 肌肉的初长度

肌肉的初长度即肌肉收缩前的长度。肌肉在收缩前被牵拉至适宜长度，肌肉收缩会产生较大的力量，因为被牵拉肌肉内的感受器受到刺激，反射性地增加肌肉的收缩力。

5. 肌的收缩类型

不同的肌肉收缩形式会产生不同的力量，离心性收缩产生的肌力最大，其次为等长收缩，向心性收缩产生的肌力最小。

6. 年龄与性别

肌力在20岁左右达到峰值，随后随着年龄的增长而衰退，肌容积、肌肉的生理横截面积因肌纤维的变细而缩小。55岁以后肌力衰退速度加快。而脂肪组织和结缔组织的增多也会影响肌肉的力量。就性别而言，男性肌肉力量强于女性肌肉力量。

（五）肌力评估分类

根据使用器械与否分为徒手肌力检查（manual muscle testing，MMT）和器械肌力评估；根据肌肉收缩类型分为等长肌力评估、等张肌力评估和等速肌力评估。等速肌力评估中，还可进行等速向心收缩肌力和等速离心收缩肌力及等长收缩肌力评估。

（六）肌力测定常用器械

测量肌力的常用器械有便携式测力计（hand-held dynamometer）、等速测力装置（isokinetic dynamometer），如背力计、握力计和等速测定仪。

二、徒手肌力检查方法与步骤

（一）评估目的

物理疗法与作业疗法在肌力评估方面具有一定的共性，但基于各自专业特点又有其特殊性。

1. 物理疗法评估目的

（1）确定肌力减弱部位与程度。

（2）软组织损伤的鉴别诊断。

（3）协助某些神经肌肉疾病的损伤定位诊断。

（4）肌力失衡引起的损伤和畸形。

（5）评估肌力增强训练的效果。

2. 作业疗法评估目的

（1）判断肌力减弱是否限制了日常生活活动及其他作业活动。

（2）从远期目标判定肌力减弱是否需要采用代偿措施或使用辅助器具与设备。

（3）判定主动肌和拮抗肌是否失衡，制订肌力增强训练计划或使用矫形技术以预防畸形。

（4）工伤、运动损伤、事故所致的残疾鉴定和丧失劳动及程度鉴定标准。

（二）适应证与禁忌证

1. 适应证

（1）下运动神经元损伤：如周围神经损伤、脊髓损伤、多发性神经炎。

（2）原发性肌病：如肌萎缩、重症肌无力。

（3）骨关节疾病：如截肢、骨折、关节炎。

2. 禁忌证

（1）局部炎症、关节腔积液、关节不稳、急性扭伤。

（2）局部严重疼痛。

（3）严重心脏病或高血压。

（三）应用徒手肌力检查的一般原则

（1）大脑所支配的是运动而不是一块或一组肌肉的收缩。徒手肌力检查是由有关的主要动作肌和辅助肌共同完成的。

（2）学习徒手肌力检查方法，必须具备一定的解剖、生理知识，包括每一块肌肉的起止点、肌纤维的走向、肌肉的作用、引起关节运动的方向和角度，以及当一肌肉力量减弱或消失时可能出现的代偿运动。

（3）徒手肌力检查是检查一块肌肉或一组肌群的随意收缩。中枢神经系统疾病，如脑卒中、脑外伤所致的偏瘫及脑瘫，由于受到原始反射影响而导致痉挛和出现异常运动模式，不能完成分离运动，因此，本法不适用于中枢神经系统损伤的患者。

（四）检查方法

1. 被检者体位

检查每一块肌肉都有其规定体位，其目的在于将被检肌肉的功能独立分出。被检者体位的摆放原则为肢体运动方向与重力方向相反或采用去除重力的体位，被检者体位要舒适、稳定、运动无障碍。此外，被检肌肉应处于关节全伸展位，肌肉初长度在牵拉至轻度张力状态。

2. 固定

固定被检肌肉的起点以防止出现代偿运动和假象运动。代偿运动或假象运动指当一种运动的主动肌肌力下降时，由其他肌群取代或由重力协助完成该动作，固定方法包括：

（1）被检者自身体重：自身体重帮助固定肩胛带或骨盆带。

（2）正常肌群：检查屈髋动作时被检者双手扶住诊查床。

（3）体位：检查髋关节外展肌时侧卧位，被检者抱住非检侧下肢使髋、膝关节达到最大屈曲，从而使骨盆后倾，骨盆和腰椎固定。

（4）由检查者或器具（如砂袋）等提供外力。

3. 评级方法

（1）肌力的评级依据。

1）外加阻力的大小：根据不同的运动模式和解剖部位，检查者用手施加不同阻力。以"较大"

和"轻度"阻力分别定为5级或4级。施力原则如下：

阻力方向：与肢体运动方向（被检肌收缩方向）相反；

阻力施加部位：运动肢体的远端；

施加阻力的时机：在运动范围中点和内侧范围之间施加阻力；

阻力的大小：逐渐递增，以不阻止关节活动为度。

2）重力作用：肢体重力是一种自然阻力形式。能克服重力的影响完成全关节活动度的运动者定为3级。解除肢体重力影响，能完成全关节活动度的运动，或克服肢体重力的影响，仅能完成部分活动度的运动者定为2级。

重力和徒手抵抗都是判断肌力等级的关键因素。

3）有无肌肉或肌腱收缩：可触及收缩但无关节活动者定位1级，无收缩者为0级。

（2）肌力的评级标准。

徒手肌力检查法由美国Robert Lovett于1916年创立。Lovett肌力评级将肌肉力量分为正常（normal）、良好（good）、尚可（fair）、差（poor）、微弱（trace）、无收缩（zero）6个等级。正常（normal）代表在抗重力并施予最大阻力的情况下，能够完成全关节活动度的运动；良好（good）是指在抗重力并施加部分阻力时，能够完成全关节活动度的运动；尚可（fair）是指在抗重力的情况下，不施加任何阻力，能够完成全关节活动度的运动；差（poor）则是在去除重力的情况下，能完成全关节活动度的运动；微弱（trace）表示在去除重力的情况下，仅有肌肉收缩现象，没有产生关节的运动。具体见表2-2-1。

表2-2-1　　　　　　　　　　　　　Lovett肌力分级法评估标准

级别	名　称	标　准	相当于正常的%
0	零（zero，Z）	无肌肉收缩	0
1	微弱（trace，T）	有轻微收缩，但不能引起关节活动	10
2	差（poor，P）	在减重状态下能做关节全范围活动	25
3	尚可（fair，F）	能抗重力做关节全范围运动，但不能抗阻力	50
4	良好（good，G）	能抗重力以及一定阻力做关节全范围运动	75
5	正常（normal，N）	能抗重力以及充分阻力做关节全范围运动	100

（五）检查步骤

（1）向患者简单扼要地揭示检查目的和步骤。

（2）确定与被检肌相关的PROM（passive range of motion，被动关节活动度）。在检查肌力之前检查者应测量关节PROM以了解该关节运动度特征，该运动度被视为全关节活动度，用于检查或衡量肌力大小。

（3）确定被检查者体位，固定被检肢体远端。

（4）讲解检查动作，在正式检查前让患者至少实际操练一次，体会一次。

（5）肌力检查与评级。被检者按要求进行运动，肌力检查首先从抗重力位开始，检查者观察运动质量和运动度的大小。如果被检者在抗重力位成功地完成AROM（active range of motion，主动关节活动度），即3级以上肌力，则施加阻力，根据阻力大小和AROM完成情况判断4级与5级，否则为3级。如果不能完成抗重力为全AROM的运动，则观察在去除重力体位下肌肉收缩的情况。检查0~1级肌力时，要用食指和中指触摸主动肌肌腹以了解该肌的收缩质量。

（6）记录检查结果。

（一）上肢主要肌肉或肌群的徒手肌力检查方法概要

上肢主要肌肉或肌群的徒手肌力检查方法与评估见表 2－2－2～表 2－2－12 及图 2－2－1～图 2－2－27。

表 2－2－2 肩胸关节

运　动	主动肌	神经支配	检查及评估		
			5、4 级	3 级	2、1 级
内收	斜方肌 菱形肌	副神经、C3～4 肩胛背神经、C5	俯卧位，两臂后伸使肩胛骨内收，阻力施于肩胛外角将肩胛骨向外推。	体位同左，无阻力可做全范围的肩胸关节内收。	体位同左，可完成部分动作或在肩胛冈上触及肌肉收缩。
内收、下降	斜方肌下部	副神经、C2～4	俯卧位，一臂前伸，内旋，做下拉动作，阻力施于肩胛外角将肩胛骨向上外推。	体位同左，无阻力下可做全范围下拉动作。	体位同左，可完成部分动作或可扣及肌肉收缩。
上提	斜方肌上部 肩胛提肌	副神经、C2～4 肩胛背神经、C3～5	坐位，两臂自然下垂：做耸肩动作，阻力施于肩锁关节上方将肩向下压。	体位同左，无阻力下可做全范围耸肩动作。	俯卧位能主动耸肩或在颈椎两侧扣及肌肉收缩。
外展、外旋	前锯肌	胸长神经、C5～7	坐位，一臂前平举，屈肘，上臂做向前移动作，阻力施于上臂远端将其肘部后推。	体位同左，无阻力下可做全范围的向前移动作。	体位同左，托住上臂后，可完成前移动作或在肩胛骨内缘扣及肌肉收缩。

表 2－2－3 肩肱关节

运　动	主动肌	神经支配	检查及评估		
			5、4 级	3 级	2、1 级
前屈	三角肌前部 喙肱肌	腋神经、C5～6 肌皮神经、C7	坐位，上臂内旋，屈肘，掌心向下：上臂前上举，阻力施加于上臂远端向下压。	体位同左，无阻力下可做全范围肩前屈。	对侧卧位，悬挂上肢可主动前屈或触及肌肉收缩。
后伸	背阔肌大圆肌三角肌后部	胸背神经、C6～8 肩胛下神经、C6 腋神经、C5	俯卧位，肩内旋内收，掌心向上，固定肩胛骨：肩伸，阻力施于上臂远端向下压。	体位同左，无阻力下可做全范围的肩后伸。	对侧卧位，悬挂上肢可主动后伸或触及肌肉收缩。

续前表

运 动	主动肌	神经支配	检查及评估		
			5、4级	3级	2、1级
外展	三角肌中部 冈上肌	腋神经、C5 冈上神经、C5	坐位，屈肘：肩外展，阻力施于上臂远端向下压。	体位同左，无阻力下可做全范围的肩外展。	仰卧，支托上肢能主动外展或触及肌肉收缩。
水平后伸	三角肌后部	腋神经、C5	俯卧，肩外展90°，屈肘，前臂床缘外下垂：肩后平伸，阻力施于上臂远端向下。	体位同左，无阻力下可做全范围的后平伸动作。	坐位，肩外展90°，支托上肢主动后平伸或触及肌收缩。
水平前屈	胸大肌	胸内、外神经，C5～T1	仰卧位，肩外展90°，屈肘，前臂垂直向上：肩水平前屈，阻力施于上臂远端向外拉。	体位同左，无阻力下可做全范围的水平前屈动作。	坐位，肩外展90°，支托上臂能主动前平屈或触及肌收缩。
外旋	冈下肌 小圆肌	冈上神经、C5 腋神经、C5	俯卧位，肩外展90°，屈肘，前臂在床缘外下垂：肩外旋、内旋，阻力施于前臂远端。	体位同左，无阻力下可做全范围的肩外旋、内旋动作。	体位同左，能完成部分关节运动或触及肌肉收缩。
内旋	肩胛 下肌 胸大肌 背阔肌 大圆肌	肩胛下神经、C5～6 胸内、外神经，C5～T1 胸背神经、C6～8 肩胛下神经、C5～6			

表 2-2-4 　　　肘关节

运 动	主动肌	神经支配	检查及评估		
			5、4级	3级	2、1级
屈曲	肱二头肌 肱肌 肱桡肌	皮神经、C5～6 桡神经、C5～6	坐位，测肱二头肌时前臂旋后，测肱桡肌时前臂中立位，测肱肌时前臂旋前：屈肘，阻力施于前臂远端。	体位同左，无阻力下可全范围屈肘。	坐位，肩关节外展90°，上肢放滑板上可主动屈肘或触及肌肉收缩。
伸展	肱三头肌 肘肌	桡神经、C6～8 桡神经、C7～8	俯卧位，肩外展90°，屈肘，前臂在床沿外下垂，做伸肘动作，阻力施于前臂远端。	体位同左，无阻力下可全范围伸肘。	坐位，肩关节外展90°，肘屈曲，上肢放滑板上可主动伸肘或触及肌肉收缩。

表 2-2-5　　　　　　　　　　　　　　前臂

运　动	主动肌	神经支配	检查及评估		
			5、4 级	3 级	2、1 级
旋后	肱二头肌 旋后肌	肌皮神经、C5～6 桡神经、C6	坐位，屈肘 90°：前臂旋前位旋后、前臂旋后位旋前，握住腕部施加反方向阻力。	体位同左，无阻力下可做全范围的前臂旋后、旋前动作。	体位同左，可做部分的前臂旋后、旋前动作或触及肌肉收缩。
旋前	旋前圆肌 旋前方肌	正中神经、C6 骨间神经、C8、T1			

表 2-2-6　　　　　　　　　　　　　　腕关节

运　动	主动肌	神经支配	检查及评估		
			5、4 级	3 级	2、1 级
掌屈	尺侧腕屈肌 桡侧腕屈肌	尺神经、C8 正中神经、C6	坐位，屈肘 90°，前臂旋后，固定前臂：屈腕，阻力施于手掌侧。	体位同左，无阻力下可做全范围的屈腕动作。	坐位，屈肘 90°，前臂中立位：可全范围屈腕或扪及肌肉收缩。
背伸	尺侧腕伸肌 桡侧腕伸肌	尺神经、C7 桡神经、C6～7	坐位，屈肘 90°，前臂旋前：伸腕，阻力施于手背侧。	体位同左，无阻力下可全范围伸腕。	体位同上：可全范围伸腕或扪及肌肉收缩。

表 2-2-7　　　　　　　　　　　　　　掌指关节

运　动	主动肌	神经支配	检查及评估		
			5、4 级	3 级	2、1 级
屈	蚓状肌掌侧、背侧骨间肌	正中神经、C7～8、T1 尺神经、C8	坐或卧位，前臂旋后，固定掌骨：屈掌指关节同时维持指间关节伸，阻力施于近节指腹。	体位同左，无阻力下可全范围的屈掌指关节。	坐或卧位，前臂中立位，手掌垂直时可主动屈掌指关节或扪及掌心肌肉收缩。
伸	指总伸肌 示指伸肌 小指伸肌	神经、C6 C7 C7	坐或卧位，前臂旋前，固定掌骨：伸掌指关节同时维持指间关节屈，阻力施于近节指背。	体位同左，无阻力下可做全范围的伸掌指关节。	坐或卧位，前臂中立位，手掌垂直时可主动屈掌指关节或扪及掌背肌肉收缩。
内收	掌侧骨间肌	尺、C8、T1	坐或卧位，前臂旋前，手指伸展：手指自外展主动内收，阻力施于 2、4、5 指内侧。	体位同左，无阻力下可全范围指内收。	体位同左，稍有内收动作或在指基部触及肌肉活动。
外展	背侧骨间肌 外展小指肌	尺、C8 尺、C8、T1	体位同上：手指自内收主动外展，阻力施于手指外侧。	体位同左，无阻力下可全范围指外展。	体位同左，稍有外展动作或在掌背触及肌肉活动。

表 2 - 2 - 8　　　　　　　　　　　　　　　近侧指间关节

运　动	主动肌	神经支配	检查及评估		
			5、4 级	3 级	2、1 级
屈	屈指浅肌	正中神经、C7～8、T1	坐或卧位，前臂旋后，腕关节中立位，手指伸展，固定近节指骨：屈近侧指间关节，阻力施于手指中节掌面。	体位同左，无阻力下可做全范围的屈指。	体位同左，有一定屈指活动或扪到肌肉收缩。

表 2 - 2 - 9　　　　　　　　　　　　　　　远侧指间关节

运　动	主动肌	神经支配	检查及评估		
			5、4 级	3 级	2、1 级
屈	屈指伸肌	尺、骨间前，C7～8、T1	坐或卧位，前臂旋后，腕关节中立位，近端指间关节伸展，固定中节指骨：屈远侧指间关节，阻力施于手指末节指腹。	体位同左，无阻力下可做全范围的屈指。	体位同左，有一定屈指活动或扪到肌肉收缩。

表 2 - 2 - 10　　　　　　　　　　　　　　　拇指腕掌关节

运　动	主动肌	神经支配	检查及评估		
			5、4 级	3 级	2、1 级
内收	内收拇肌	尺神经、C8	坐或卧位，前臂旋前，腕关节中立位，拇指伸直，固定内侧四指掌骨：拇指外展位内收，阻力施于拇指尺侧。	体位同左，无阻力下可做全范围的拇指内收。	体位同左，有一定拇指内收活动或在 1、2 掌骨间扪到肌肉收缩。
外展	外展拇长、短肌	桡神经、C7	坐或卧位，前臂旋后，腕关节中立位，拇指伸直，固定手背：拇指内收位外展，阻力施于拇指尺侧。	体位同左，无阻力下可做全范围的拇指外展。	体位同左，有一定拇指外展活动或在桡骨茎突远端扪到肌肉收缩。
对掌	对掌拇肌对掌小指肌	正中神经、C6～8、T1 尺神经、C8、T1	手心向上，拇指与小指对指，阻力施于拇指与小指掌骨头掌面。	体位同左，无阻力下可做全范围的对掌。	体位同左，有一定对掌动作或在大鱼际桡侧缘扪到肌肉收缩。

表 2 - 2 - 11　　　　　　　　　　　拇指掌指关节

运　动	主动肌	神经支配	检查及评估		
			5、4 级	3 级	2、1 级
屈	屈拇短肌	正中神经、C6～7	手心向上，做屈拇动作，阻力施于拇指近节掌侧面。	体位同左，无阻力下可做全范围屈拇。	体位同左，有一定屈拇活动或在第一掌骨掌侧扪到肌肉收缩。
伸	伸拇短肌	桡神经、C7	前臂及腕中立位，固定第一掌骨，做伸拇动作，阻力施于拇指近节背面。	体位同左，无阻力下可做全范围伸拇。	体位同左，有一定伸拇活动或在第一掌骨背侧扪到肌肉收缩。

表 2 - 2 - 12　　　　　　　　　　　拇指指间关节

运　动	主动肌	神经支配	检查及评估		
			5、4 级	3 级	2、1 级
屈	屈拇长肌	正中神经、C7～8	手心向上，固定拇指近节：屈指间关节，阻力施于拇指远节掌侧面。	体位同左，无阻力下可做全范围屈拇。	体位同左，有一定屈拇活动或在拇指近节指骨掌面扪到肌肉收缩。
伸	伸拇长肌	桡神经、C7	前臂及腕中立位，固定拇指近节：伸指间关节，阻力施于拇指远节面。	体位同左，无阻力下可做全范围伸拇。	体位同左，有一定伸拇活动或在拇指近节指骨背面扪到肌肉收缩。

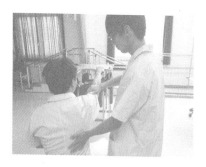

图 2 - 2 - 1　前锯肌 5 级、4 级肌力检查方法

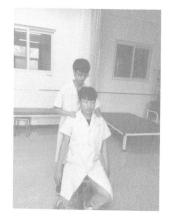

图 2 - 2 - 2　肩胛骨上提肌群 5 级、4 级肌力检查方法

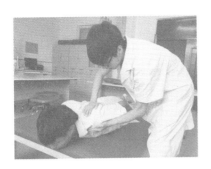

图 2-2-3　肩胛骨上提肌群
2 级肌力检查方法

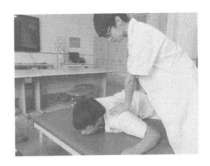

图 2-2-4　肩胛骨内收肌群 5 级、
4 级肌力检查方法

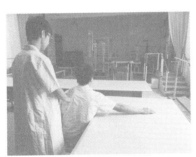

图 2-2-5　肩胛骨内收肌群 2 级
肌力检查方法

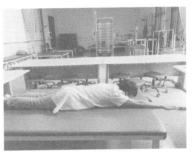

图 2-2-6　斜方肌 3 级、
2 级肌力检查方法

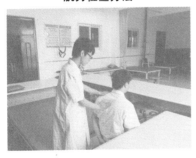

图 2-2-7　菱形肌 1 级、
0 级肌力检查方法

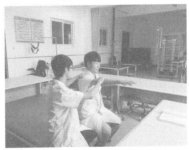

图 2-2-8　肩关节 90°屈曲肌群
5 级、4 级肌力检查方法

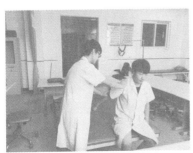

图 2-2-9　肩关节伸展肌群
5 级、4 级肌力检查方法

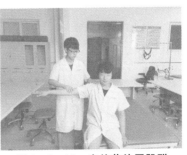

图 2-2-10　肩关节外展肌群
5 级、4 级肌力检查方法

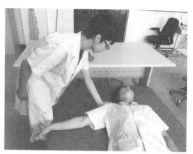

图 2 - 2 - 11　肩关节外展肌群
2 级肌力检查方法

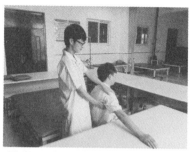

图 2 - 2 - 12　肩关节水平外展肌群
2 级肌力检查方法

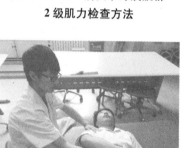

图 2 - 2 - 13　肩关节水内收肌群
5 级、4 级肌力检查方法

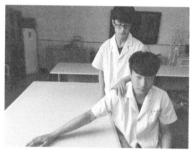

图 2 - 2 - 14　肩关节水内收肌群
2 级肌力检查方法

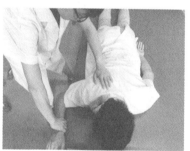

图 2 - 2 - 15　肩关节水外旋肌群
5 级、4 级肌力检查方法

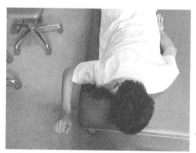

图 2 - 2 - 16　肩关节水外旋肌群
3 级肌力检查方法

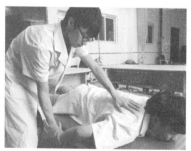

图 2 - 2 - 17　肩关节内旋肌群
5 级、4 级肌力检查方法

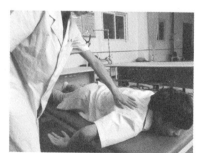

图 2 - 2 - 18　肩关节内旋肌群
3 级肌力检查方法

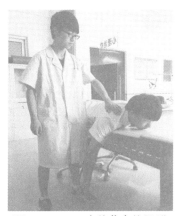

图 2-2-19　肩关节内旋肌群
2 级肌力检查方法

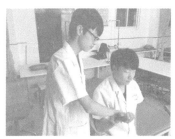

图 2-2-20　肘关节屈曲肌群
5 级、4 级肌力检查方法

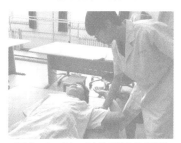

图 2-2-21　肘关节屈曲肌群
2 级肌力检查方法

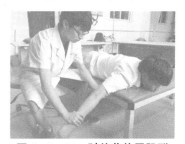

图 2-2-22　肘关节伸展肌群
5 级、4 级肌力检查方法

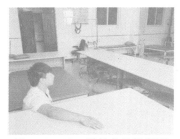

图 2-2-23　肘关节伸展肌群
2 级肌力检查方法

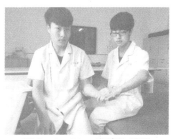

图 2-2-24　前臂旋后肌
5 级、4 级肌力检查方法

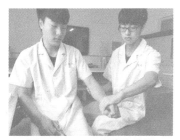

图 2-2-25　前臂旋前肌
5 级、4 级肌力检查方法

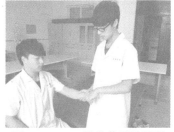

图 2-2-26　腕关节屈肌肌群
5 级、4 级肌力检查方法

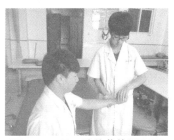

图 2-2-27　腕关节伸肌肌群
5 级、4 级肌力检查方法

（二）下肢主要肌肉的徒手肌力检查方法

下肢主要肌肉的徒手肌力检查方法见表 2-2-13～表 2-2-16 及图 2-2-28～图 2-2-42。

表 2-2-13　　　　　　　　　　　　　　　髋关节

运　动	主动肌	神经支配	检查及评估		
			5、4 级	3 级	2、1 级
屈曲	髂腰肌	腰丛神经，L2～3	仰卧位或坐位，小腿床缘外下垂，固定骨盆：屈髋，阻力施于膝上。	体位同左，无阻力下可全范围屈髋。	被检侧侧卧，托起上方下肢：可主动屈髋或在腹股沟上缘可触及肌肉收缩。
伸展	臀大肌 腘绳肌	臀下神经、L5 坐骨神经、L5～S2	俯卧位，测臀大肌时屈膝，测腘绳肌时伸膝：伸髋，阻力施于大腿远端。	体位同左，无阻力下可全范围伸髋。	被检侧侧卧，托起上方下肢：可主动伸髋或在臀部或坐骨结节下方可触及肌肉收缩。
内收	内收肌群 股薄肌 耻骨肌	闭孔神经、坐骨神经、L2～5 闭孔神经、L2～4 闭孔神经、L2～3	被检侧侧卧，托起上下肢：髋内收，阻力施于大腿远端。	体位同左，无阻力下可全范围髋内收。	仰卧位，受检下肢放滑板上可主动髋内收或触及肌肉收缩。
外展	臀中肌 臀小肌	臀上神经、L4～5	对侧卧位，下方下肢屈曲，固定骨盆：髋外展，阻力施于大腿远端。	体位同左，无阻力下可做全范围的髋外展动作。	仰卧位，受检下肢放滑板上可主动髋外展或在大转子上方可扪及肌肉收缩。
内旋	臀小肌 阔筋膜张肌	臀上神经、L4～5、S1	坐位，小腿在床缘外下垂：小腿摆向外侧，阻力施于小腿远端外侧。	体位同左，无阻力下可做全范围的髋内旋动作。	仰卧位，腿伸直：可部分髋内旋或在大转子上方可触及肌肉收缩。
外旋	股方肌 梨状肌 臀大肌 上、下孖肌 闭孔内、外肌	骶丛神经、L5～S1 臀下神经、L5、S1～2 骶丛神经、L5、S1 闭孔神经、L3～4 骶丛神经、S1～2	坐位，小腿在床缘外下垂：小腿摆向内侧，阻力施于小腿远端内侧。	体位同左，无阻力下可做全范围的髋外旋动作。	仰卧位，腿伸直：可部分髋外旋或在大转子上方触及肌肉收缩。

表 2 - 2 - 14　　　　　　　　　　　膝关节

运　动	主动肌	神经支配	检查及评估		
			5、4 级	3 级	2、1 级
屈曲	股二头肌 半腱肌 半膜肌	坐骨神经，L5，S1～2	俯卧位：屈膝，阻力施于小腿远端。	体位同左，无阻力下可做全范围屈膝。	被检侧侧卧，托起上方下肢，可主动屈膝或在腘窝两侧触及肌肉收缩。
伸展	股四头肌	股神经，L3～4	仰卧或坐位，小腿在床缘外下垂：伸膝，阻力施于小腿远端。	体位同左，无阻力下可全范围伸膝。	被检侧侧卧，托起上方下肢，可主动伸膝或触及髌韧带活动。

表 2 - 2 - 15　　　　　　　　　　　踝关节

运动	主动肌	神经支配	检查及评估		
			5、4 级	3 级	2、1 级
跖屈	腓肠肌 比目鱼肌	胫神经，S1～2	俯卧位，测腓肠肌时膝伸，测比目鱼肌时膝屈：踝跖屈，阻力施于足跟。	体位同左，无阻力下可做全范围的踝跖屈动作。	被检侧侧卧位，固定小腿：踝关节可主动跖屈或触及肌肉收缩。
内翻背伸	胫前肌	腓深神经，L4～5	坐位，小腿在床缘外下垂：足内翻同时踝背伸，阻力加于足背内缘向下、外方推。	体位同左，无阻力下可做足内翻背伸动作。	被检侧侧卧位，固定小腿：踝关节可主动足内翻同时踝背伸或触及肌肉收缩。
内翻跖屈	胫后肌	胫神经，L5，S1	被检侧侧卧位，足在床缘外：足内翻同时跖屈，阻力加于足内缘向上、外方推。	体位同左，无阻力下可做踝内翻跖屈动作。	仰卧位，固定小腿：可主动踝内翻跖屈或可在内踝后触及肌肉收缩。
外翻跖屈	腓骨长、短肌	腓浅神经，L5，S1	对侧卧位，使跖屈的足外翻，阻力加于足外缘向内上方推。	体位同左，无阻力下可做足跖屈外翻动作。	仰卧位，固定小腿，可主动做踝跖屈外翻动作或可在外踝后触及肌肉收缩。

表 2-2-16　　　　　　　　　　　跖趾关节

运动	主动肌	神经支配	检查及评估		
			5、4 级	3 级	2、1 级
屈	蚓状肌 屈拇短肌	内外侧跖神经、L5、S1-3	仰卧位，踝中立位，固定跖骨：屈或伸跖趾关节，阻力施于趾近节趾侧或背侧。	体位同左，无阻力下可屈或伸跖趾关节。	体位同左，可部分屈、伸跖趾关节或触及肌肉收缩。
伸	伸趾长短肌 伸拇短肌 伸拇长肌	腓深神经、L4-5、S1 L5、S1 腓深神经、L5、S1			

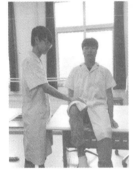

图 2-2-28　髋关节屈肌群
5 级、4 级肌力检查方法

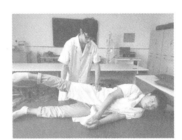

图 2-2-29　髋关节屈肌群
2 级肌力检查方法

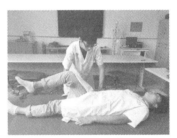

图 2-2-30　髋关节屈肌群
1 级、0 级肌力检查方法

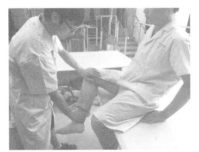

图 2-2-31　缝匠肌
5 级、4 级肌力检查方法

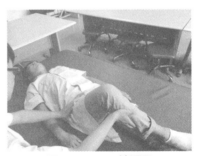

图 2-2-32　缝匠肌
2 级肌力检查方法

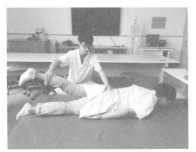

图 2-2-33　髋关节伸展肌群
5 级、4 级肌力检查方法

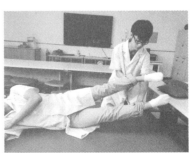

图 2-2-34　髋关节外展肌群
5 级、4 级肌力检查方法

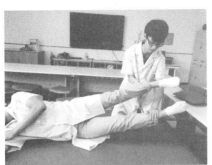  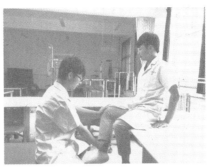

图 2-2-35 髋关节内收肌群
5 级、4 级肌力检查方法

图 2-2-36 髋关节外旋肌群
5 级、4 级肌力检查方法

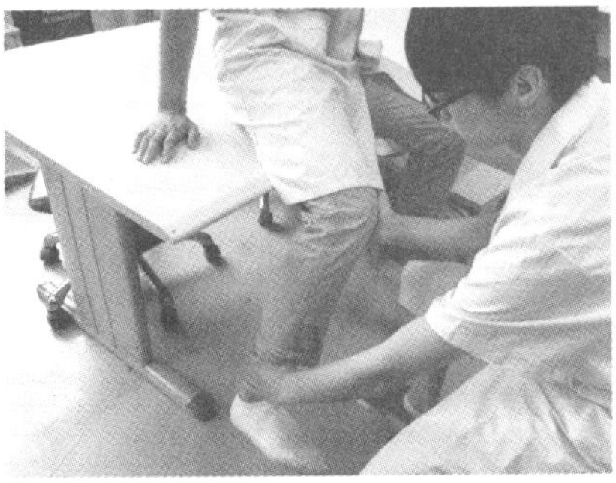

图 2-2-37 髋关节内旋肌群
5 级、4 级肌力检查方法

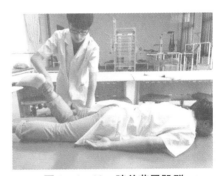

图 2-2-38 膝关节屈肌群
5 级、4 级肌力检查方法

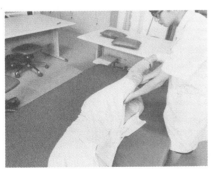 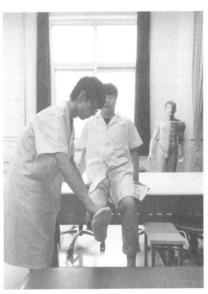

图 2-2-39 膝关节屈肌群
2 级肌力检查方法

图 2-2-40 股四头肌
5 级、4 级肌力检查方法

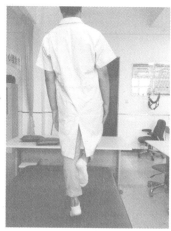

图 2 - 2 - 41　踝关节跖屈肌群
5 级、4 级肌力检查方法

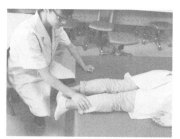

图 2 - 2 - 42　踝关节跖屈肌群
1 级、0 级肌力检查方法

（三）躯干主要肌肉或肌群的徒手肌力检查方法

躯干主要肌肉或肌群的徒手肌力检查方法与评估见表 2 - 2 - 17～表 2 - 2 - 19。

表 2 - 2 - 17　　　　　　　　　　　　　　颈

运动	主动肌	神经支配	检查及评估		
			5、4 级	3 级	2、1 级
屈	斜角肌 颈长肌 头长肌 胸锁乳突肌	颈丛神经、C3～8 C2～6 C1～3 副神经、C2～3	仰卧位，固定胸廓：抬头屈颈，阻力施于前额向下。	体位同左，无阻力下可全范围抬头屈颈。	侧卧位，托住头部时，可屈颈或触及肌肉收缩。
伸	斜方肌 颈部骶棘肌	副神经、C2～4 胸神经、C8～T4	俯卧位，前胸垫一枕头，固定胸背，抬头后伸，阻力施于枕部向下。	体位同左，无阻力下可全范围抬头后伸。	侧卧位，托住头部时，可仰颈或触及肌肉收缩。

表 2 - 2 - 18　　　　　　　　　　　　　　躯干

运动	主动肌	神经支配	检查及评估
屈	腹直肌	肋间神经、T5～12	5 级：仰卧位，屈髋屈膝，双手抱头后能坐起。4 级：体位同上，双手前平举能坐起。3 级：体位同上，能抬起头及肩胛部。2 级：体位同上，能抬起头部。1 级：体位同上，主动躯干前屈时，可触及上腹部肌收缩。
伸	骶棘肌 腰方肌	脊神经后支、C2～T5 T12～L3	5 级：俯卧位，固定骨盆，后抬上身，阻力施于胸廓下部，能抗较大阻力。4 级：体位同上，能抗中等阻力。3 级：体位同上，能抬起上身，不能抗阻。2 级：体位同上，能抬起头部。1 级：体位同上，主动躯干后伸时，可触及背肌收缩。

续前表

运动	主动肌	神经支配	检查及评估
旋转	腹内斜肌 腹外斜肌	肋间神经、T7～12 髂腹股沟及生殖股神经、T12～L1 肋间神经、T5～11	5级：仰卧位，固定下肢，双手抱头后能坐起并向一侧能转体。4级：体位同上，双手钱平举能坐起并转体。3级：仰卧位，能旋转上体使一侧肩离床。2级：坐位，双臂下垂，能全范围转体。1级：体位同上，主动转体时，可在肋下缘扪及肌收缩。

表 2 - 2 - 19　　　　　　　　　　骨盆

运动	主动肌	神经支配	检查及评估
侧向倾斜	腰方肌	脊神经、T12～L3	5级：仰卧位，向头的方向提拉一侧下肢，阻力施于踝部向远端拉，能抗较大阻力。4级：体位同上，能抗中等阻力。3级：体位同上，能抗较小阻力。2级：体位同上，无阻力下能拉动一侧腿。1级：体位同上，主动提拉时可再腰部竖脊肌外缘扪到腰方肌收缩。

（五）面部表情肌功能检查方法

面部表情肌由面神经支配，其功能评估在偏瘫和面瘫的康复中有很大意义。表情肌功能检查的基本方法是令患者按语言指示及动作示范做各种表情动作，观察其完成情况并与正常侧作比较。测试动作有：

（1）额肌：提起眉弓，使额部出现横行皱纹。

（2）眼轮匝肌：禁闭眼睛。

（3）皱眉肌：皱眉，在眉间形成纵横皱纹。

（4）鼻肌：缩小鼻孔，如嗅到异味时。

（5）口轮匝肌：皱缩口唇，如吹口哨时。

（6）颧肌：将口角向上外方牵拉，如笑时。

（7）笑肌：将口角向后拉，在颊部形成酒窝，如笑时。

（8）提口角肌：上提口角以加深鼻唇沟及显露上齿。

（9）降下唇肌：将下唇向下并稍向外牵拉，如表示嘲弄。

（10）颏肌：前伸下唇，同时皱缩下颏皮肤，如表示怀疑或蔑视。

（11）颊肌：口内含气体双颊鼓起，然后把气压向对侧，如进食时清除口腔食物。

（12）降眉间肌：使眉弓内角下降，在鼻梁上形成皱纹。

表情肌的功能级别评估可参照如下分级：

（1）5级：正常收缩，与正常侧对称。

（2）4级：近正常收缩，与正常侧稍不对称。

（3）3级：活动幅度约为正常侧的 1/2。

（5）2级：活动幅度约为正常侧的 1/4。

（5）1级：稍有肌肉收缩现象。

（6）0级：无肌肉收缩迹象。

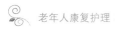

四、应用仪器评估肌力

相对于徒手肌力评估方法，这类测定需要应用不同的仪器，可获得具有计量单位的数据结果。

（一）等速运动

1. 定义

等速运动又称为可调节抗阻运动或恒定角速度运动，在预定角速度达到的前提下，利用专门的仪器，根据关节活动度中的肌力大小变化相应地调节所施加的阻力，使瞬时施加的阻力与肌力相对等，整个关节活动只能按照预先设定的角速度运动，关节活动度内肌肉的用力使肌力增高，力矩输出增加，而不改变角速度的大小。

2. 原理

等速运动测定仪为可实现上述等速运动的专门仪器，其核心部分是肌力感应系统和阻力反馈调节系统。在等速运动过程中，为了保持预定角速度不发生改变，首先需要应用专门的感应系统感受关节活动度内每一点肌力大小的改变，同时要通过反馈调节系统，即每一点的阻力使之与相应的肌力改变相匹配，从而使预定的角速度在整个关节活动度内保持恒定。在等速运动过程中，一方面可通过肌力感应系统很快地获得有关肌力变化的各种力学参数，而客观量化地完成肌力评估；另一方面由于关节活动度内每一点的阻力负荷与相应的肌力形成最佳匹配，而较好地完成增加肌力的训练。

3. 与生理肌肉收缩运动的比较

传统的肌肉生理收缩运动分为等长收缩运动和等张收缩运动两类。利用等长收缩进行肌力评估时，由于肌肉的收缩处在某一固定的位置，只能反映关节活动度内某一点的肌力，而不能评估整个关节活动度内肌力的大小和动态改变，利用其进行肌力训练时无助于肌肉耐力的强化。等速运动具有恒定速度和可调节阻力的特点，关节活动中任何一点的肌力均可达到最佳效果的优点，因此在肌力评估和训练上明显优于传统肌肉收缩运动。

（二）评估目的

（1）提供更为客观、准确、可重复的肌力量化评估，并具有较高的敏感性。等速运动测定仪所测定的肌力结果明显较徒手肌力评估更为准确，等速肌力测定的精确性和敏感性均较高。

（2）提供肩、肘、腕、髋、膝、踝和腰背等多个部位、多个功能动作的肌力评估。

（3）提供等速向心收缩、等速离心收缩、持续等速被动运动、模拟闭链运动等多种形式下的肌力评估。

（4）提供力矩、功、功率、爆发力和局部肌肉耐力等多种数据，并能完整、精确地同时完成拮抗肌交互收缩或向心收缩-离心收缩交互评估，从而成为目前评估肌肉功能、研究肌肉理学特征的最佳方法。

（5）提供临床上对各种疾患的肌力量化评估。等速运动测定仪装置的改进为临床更广泛地开展各种疾患的肌力量化测定奠定基础。

（6）提供更多肌肉功能评估。可将角速度设定，在关节活动过程中某一点量化评估该点的等长肌力大小。

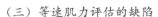

（三）等速肌力评估的缺陷

（1）不能进行手、足等部位小关节的肌力评估。

（2）若不采用持续等速被动运动的形式，就不能进行3级以下（含）徒手肌力的肌力评估。

（3）不同类型等速运动装置所测结果有显著差异，不能进行比较。

（4）仪器价格偏高，操作费时。

（四）适应证与禁忌证

1. 适应证

所测肌群的徒手肌力3级以上（若采用持续等速被动运动的形式，可评估3级以下（含）徒手肌力的肌群）。

2. 禁忌证

（1）绝对禁忌证：失稳、骨折、局部严重骨质疏松、骨关节恶性肿瘤、手术后早期、关节互动严重受限、软组织瘢痕挛缩、急性扭伤、严重疼痛。

（2）相对禁忌证：疼痛、关节活动受限、亚急性或慢性扭伤。

（五）评估方法

1. 开机前的准备

（1）开机，校准。

（2）根据评估要求，摆放被检者体位，并对被检者进行良好固定。

（3）为去除重力因素的影响，必要时应称肢体重量。

2. 选择评估参数

（1）评估部位：目前等速运动测定仪所能评估的主要为肩、肘、腕、膝、踝等四肢大关节的相应功能运动肌群及腰背肌屈伸、旋转运动肌群力量，可根据需要进行选择。

（2）确定动力臂（力臂）距离：等速测试以力矩值（牛·米，N·m）表达结果，应根据测试需要和所测功能活动肌群决定动力臂（力臂）的距离。

（3）确定评估活动范围：根据评估需要，通过起始角度、回返角度的设定，确定评估活动范围。测试活动范围可以是全关节的，也可以是关节可动阈范围。

（4）确定评估角速度：等速运动测定仪的评估角速度范围从每秒十度到数百度，一般60°/s以下属于慢速测试，主要用于评估慢肌纤维力量；180°/s以上为快速测试，用于评估快肌纤维力量或耐力评估。

（5）评估模式：可采用原动机-拮抗肌交互收缩形式，或同一肌群向心收缩-离心收缩交互形式。徒手肌力3级以下者，可采用等速持续被动运动模式。

（6）重复次数：力量评估一般采用4～6次；耐力评估可采用25～30次。

3. 注意事项

（1）注意仪器的正确操作：评估前必须进行校准，操作应按各类等速运动测定仪的随机说明书进行，应对仪器进行定期维修和保养。

（2）评估时的注意事项：评估前应正确摆放患者体位，近端肢体应良好固定，防止产生替代动作。评估前应告知患者正确地按照评估要求进行肌肉收缩，必要时可给予预测，使患者熟悉评估方法。进行双侧同名肌群肌力比较时，应先测健侧，后测患侧。评估中可适当给予鼓励性指令，以提高患者的兴奋，从而获得最大肌力。进行含离心收缩的测试时，应注意重复次数，避免次数过多产生疲劳现象。

（3）加强对患者的指导：指导患者，避免在运动后、疲劳时及饱餐后进行等速肌力评估；有心血管疾病的患者，应避免闭气使劲。

（六）其他仪器评估

1. 用握力计评估握力

评估时上肢在体侧下垂，握力计表面向外，将把手调节到适宜的宽度。测试2～3次，取最大值。以握力指数评估：握力指数＝握力（kg）÷体重（kg）×100，正常值应高于50。

2. 用捏力计评估捏力

用拇指和其他手指的指腹捏住捏力计可测的捏力，其正常值约为握力的30％。

3. 用背力计评估背肌力

评估时两膝伸直，将把手调节到膝盖高度，两手抓住把手，用力伸直躯干上拉把手。以拉力指数评估：拉力指数＝拉力（kg）÷体重（kg）×100，正常值为：男性为105～2 000，女性为100～150。进行背肌力评估时，腰痛患者和老年人一般不使用。

同 步 训 练

每两人一组，进行徒手肌力评估训练，总结评估过程中遇到的问题。

任务三

肌张力评估

情境导入

张爷爷，九年前无明显诱因下出现行走困难，步伐变小变慢，转身及翻身困难，左手静止性震颤，穿衣、夹菜动作迟缓，呈进行性加重，伴有头昏，卧床坐立或站立后头昏明显，无视物旋转、恶心呕吐等，服用多巴丝肼片后，行动迟缓及肢体不自主抖动好转，但头昏无明显好转，平素精神一般，有焦虑情绪，夜间睡眠尚可，大便干结，2～3天1次，小便无明显异常。

任务描述

为张爷爷进行肌张力评估，从而提供合适的康复护理。

相关 知识

肌张力是指在肌肉放松的状态下，被动活动肢体或按压肌肉时所感觉到的阻力。正常人无论是在睡眠中还是在进行各种活动时，肌肉都会处于不同程度的紧张状态（按压有弹力或抵抗），肌肉的这种紧张度称为肌张力。

肌张力是维持身体各种姿势以及正常活动的基础。肌张力异常是中枢神经系统或外周神经系统损伤的重要特征。

一、肌张力的分类

（一）正常肌张力分类

根据身体所处的不同状态，肌张力可分为静止性肌张力、姿势性肌张力和运动性肌张力。

（1）静止性肌张力是指肌肉处于不活动状态下所具有的紧张度。

（2）姿势性肌张力是指人体在维持一种姿势时肌肉所产生的张力。

（3）运动性肌张力是指肌肉在运动过程中产生的张力。

正常肌张力具有以下特征：

（1）主动肌和拮抗肌可进行有效的同时收缩使关节固定。

（2）可维持主动肌和拮抗肌间的平衡。

（3）具有完全抗重力及外界阻力的运动能力。

（4）将肢体被动地放在空间某一位置上，突然松手时，肢体有保持不变的能力。

（5）具有随意使肢体由固定到运动和在运动中变为固有姿势的能力。

（6）可以完成某肌群的协同动作，也可以完成某块肌肉独立的运动功能。

（7）被动运动时具有一定的弹性和轻度的抵抗。

（二）异常肌张力分类

根据受试者肌张力与正常肌张力水平的比较，异常肌张力可分为 3 种情况。

1. 肌张力减低

肌张力低于正常静息水平。

2. 肌张力增高

肌张力高于正常静息水平，有痉挛和僵硬 2 种状态。

（1）痉挛。

痉挛是牵张反射高兴奋性所致的，以速度依赖性的紧张性牵张反射增强伴腱反射亢进为特征的运动障碍。常由锥体系病变所致，上肢主要是屈肌，下肢主要是伸肌。特殊表现有以下几种：

1）巴宾斯基反射：为痉挛性张力过强的特征性伴随表现。

2）折刀样反射：当被动牵伸痉挛肌时，初始产生较高阻力随之被突然的抑制发动而中断，造成痉挛肢体的阻力突然下降，产生类似折刀样的现象。

3）阵挛：在持续牵伸痉挛肌时可发生，特点为以固定频率发生的拮抗肌周期性痉挛亢进，常见于踝部。

4）去脑强直和去皮质强直：去脑强直表现为持续的收缩，躯干和四肢处于完全伸展的姿势；去皮质强直表现为持续的收缩，躯干和下肢处于伸展姿势，上肢处于屈曲姿势，见图2-3-1。

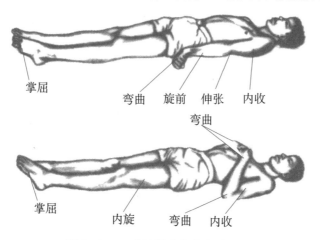

图2-3-1　去脑强直和去皮质强直

（2）僵硬。

无论做哪个方向的关节被动活动，对于同一肌肉，运动的起始和终末的抵抗感不变，即主动肌和拮抗肌张力同时增加，见图2-3-2。其常见表现有以下2种：

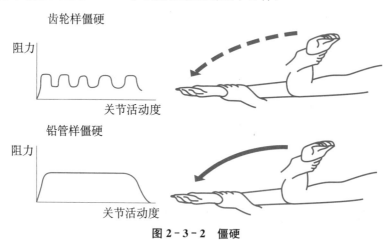

图2-3-2　僵硬

1）齿轮样僵硬：是一种对被动运动的反应，特征是运动时阻力交替地释放和增加而产生均匀的顿挫感。

2）铅管样僵硬：是一种持续的僵硬。

3. 肌张力障碍

肌张力损害或障碍，如齿轮样强直和铅管样强直。

二、影响肌张力的因素

1. 体位因素

不良的姿势和肢体放置位置可使肌张力增高。

2. 精神因素

紧张和焦虑情绪以及不良的心理状态都可以使肌张力增高。

3. 并发症

有感染、便秘、疼痛、关节挛缩等并发症时，肌张力可增高。

4. 神经状态

中枢抑制系统和中枢易化系统失衡，可使肌张力发生变化。

5. 其他

如局部肢体受压、骨折等外伤或疾病、烟碱等药物、气温剧烈变化、受试者对运动的主观控制作用均可导致肌张力发生变化。

三、肌张力检查的方法

（一）目的

（1）依据评估结果确定病变部位，预测康复疗效。

（2）根据肌张力的表现特点制订康复计划。

（3）及时治疗，避免并发症的发生。

（二）方法

肌张力检查的方法主要包括以下几种。

1. 病史采集

了解异常肌张力对受试者功能的影响。包括受累肌肉及数目、引发痉挛的原因及注意受试者肢体或躯体异常的姿势等。

2. 视诊检查

作为最初的临床检查项目，评估者应特别注意受试者肢体或躯体异常的姿态。刻板样运动模式，常表明存在肌张力异常；不自主的波动化运动变化表明肌张力障碍；而自发性运动的完全缺失则表明肌张力弛缓。

3. 触诊检查

在受试者完全静止、放松相关肢体的情况下触摸受检肌群，有助于判断肌张力的情况。肌张力增高时，肌腹丰满，弹性增高，触之较硬或坚硬；肌张力低下时，肌肉松弛，肌腹塌陷，弹性减弱，触之较软。

4. 反射检查

检查受试者是否存在腱反射亢进等现象。

5. 被动运动检查

由检查者进行关节的被动关节活动度检查。根据检查者感受到的感觉来判断，体会其活动度和抵抗时的肌张力的变化。要求受试者尽量放松，由检查者支持和移动肢体。所有的运动均应予以评估，且特别要注意在初始视诊时被确定为有问题的部位。检查者应保持固定形式和持续的徒手接触，并以恒定的速度移动受试者肢体。若欲与挛缩鉴别，可加用拮抗肌的肌电图检查。在检查过程中，检查者应熟悉正常反应的范围，以便建立估价异常反应的恰当参考。在局部或单侧功能障碍（如偏瘫）时，注意不宜将非受累侧作为"正常"肢体进行比较。

6. 摆动检查

以关节为中心，主动肌和拮抗肌交互快速收缩，快速摆动，观察其摆动振幅的大小。肌张力低下时，摆动振幅增大；肌张力增高时，摆动振幅减小。

7. 肌肉僵硬的检查

体位：仰卧，取出枕头，检查者一手支撑头部，另一手放置在下方。

方法：支撑头部的手突然撤走，头部落下。

（1）正常人落下速度快，检查者下方的手有冲击的感觉。

（2）僵硬时，头落下缓慢，手的冲击感轻，重度僵硬时，头不能落下。

8. 伸展性检查

检查肢体双侧肌肉的伸展度，如果患侧肢体伸展与健侧相同部位肢体伸展相比出现过伸展，提示肌张力下降。反之，提示肌张力升高。

9. 姿势性肌张力的检查

正常姿势张力：反应迅速，姿势调整立即完成。

痉挛或肌僵硬：过度抵抗，姿势调整迟缓。

手足徐动：过度抵抗或抵抗消失交替出现。

迟缓型：无肌张力变化、关节过伸展。

10. 其他检查方法

（1）钟摆试验：受试者仰卧，尽量放松肌肉，患侧小腿在床外下垂，当小腿自伸直位自由落下时，通过电子量角器记录摆动情况。正常摆动所产生的角度运动呈典型的正弦曲线模式，而痉挛的肢体则摆动运动受限，并很快地回到起始位。

（2）屈曲维持试验：受试者坐位，患肩屈 20°～30°，外展 60°～70°，肘关节置于支架上，前臂旋前固定，用一被动活动装置使肘关节在水平面上活动，用电位剂、转速计记录肘关节位置角度和速度，用力矩计记录力矩。

（3）电生理评估方法：可用于评估痉挛和张力过强。一般认为，上运动神经元损伤后，脊髓因失去上位中枢的控制而导致阶段内运动神经元和中间神经元的活性改变，以致相应电生理改变。临床上常用肌电图通过检查 H 反射等电生理指标来反映脊髓节段内运动神经元及其他中间神经元的活性。

（4）等速装置评估方法：肌肉在被动牵张时所表现的阻力增高，可用等速装置做精确的评估。测试主要有等速摆动测试和等速被动测试两种方法。前者是在等速装置上模拟摆动测试的评估方法，可诱发肌肉的牵张反射，测得的阻力包括反射与非反射成分；后者是在等速装置上完成类似 Ashworth 评估的量化评估方法，不诱发牵张反射，测得的阻力主要是非反射成分。

（三）结果判定

1. 肌张力增强

肌张力增强表现为肌肉坚硬，被动活动时阻力加大，甚至难以进行。常见于椎体束损害和椎体外系损伤。

2. 肌张力减低

肌张力减低表现为肌肉松软，被动活动时阻力减小或消失，关节松弛、活动范围扩大。常见于周围神经损伤或小脑损伤。

（四）记录

根据判定结果记录方式为：增强、正常、减低。

（五）注意事项

（1）选择恰当的评估时间，在温暖的环境和舒适的体位下进行，让受试者尽量放松。

（2）取得受试者的充分配合。

（3）实施正确的检查方法，检查者活动受试者肢体时，应以不同速度和幅度来回运动，并将两侧进行对比。

（4）进行全面的结果分析。

四、肌张力的评估标准

1. 肌张力的临床分级

临床分级为定量评估的方法，检查者根据受试者被动活动肢体时所感觉到的肢体反应或阻力强弱将其分为 6 级（0～5 级），见表 2-3-1。

表 2-3-1　　　　　　　　　　　　　肌张力临床分级

等　级	肌　张　力	主　要　表　现
0	中重度低张力	被动活动肢体无反应
1	轻度低张力	被动活动肢体反应减弱
2	正常肌张力	被动活动肢体反应正常
3	轻度增高（轻度痉挛）	被动活动肢体有轻度阻力反应
4	中度增高（中度痉挛）	被动活动肢体有中度阻力反应
5	重度增高（重度痉挛）	被动活动肢体有持续性阻力反应

2. 痉挛的快速 PROM 评估方法

痉挛的快速 PROM 评估法见表 2-3-2。

表 2-3-2　　　　　　　　　　　　痉挛的快速 PROM 评估法

分　级		标　　准
Ⅰ	轻度	在肌肉的最短位置上开始作 ROM，到 ROM 后 1/4，即肌肉位置接近最长附近，才出现抵抗和阻力
Ⅱ	中度	同上，但在 ROM 中 1/2 处即出现抵抗和阻力
Ⅲ	重度	同上，从 ROM 开始的 1/4 就出现明显的阻力

3. 修订的 Ashworth 痉挛评估量表

目前大多应用此法，见表 2-3-3。

表 2 - 3 - 3 　　　　　　　　　**修订的 Ashworth 痉挛评估量表**

等　级	肌　张　力	评　判　标　准
0	无痉挛	无肌张力的增加
I	肌张力轻微增加	进行 PROM 检查时，在 PROM 之末，出现突然卡住，然后释放或出现最小的阻力
I$^+$	肌张力轻度增加	进行 PROM 检查时，在 ROM 的后 50%，出现突然卡住，当持续把 PROM 检查进行到底时，始终有小的阻力
II	肌张力增加较明显	在 PROM 检查的大部分范围内均觉肌张力增加，但受累部分的活动仍较容易
III	肌张力严重增加	进行 PROM 检查有困难
IV	僵直	僵直于屈或伸的某一位置上，不能活动

4. 肌肉硬度的评估

肌肉硬度增高是肌张力亢进，肌肉硬度降低是肌张力低下的表现，见表 2 - 3 - 4。

表 2 - 3 - 4 　　　　　　　　　**肌肉硬度评估标准（Hotel 评估表）**

肌肉硬度	评　估　标　准	肌肉硬度	评　估　标　准
+3	非常硬，呈板状	-1	较软
+2	明显变硬	-2	明显变软
+1	稍硬	-3	软塌状态，弹性几乎消失
0	正常硬度		

同 步 训 练

每两人一组，进行肌张力评估，并记录评估过程中遇到的问题。

任务四

步 态 分 析

情境导入

　　李奶奶，72 岁，半年前起床 30 分钟后突然歪倒在家里，神志逐渐不清，口角歪斜，右侧肢体不能活动，被家人送进医院。经治疗后好转，目前李奶奶右侧肢体偏瘫，无法正常走路。

任务描述

对李奶奶的步态进行分析，为康复护理计划的制订提供依据。

相关知识

步态的矫治训练是一个重要的工作内容，训练方案的制订及疗效观察均以步态分析为基础。步态分析是对患者行走方式的检查，包括定性分析和定量分析。应用步态分析进行障碍学诊断，分析障碍发生的原因，对制订康复治疗方案及评估疗效具有重要的临床应用价值。

一、概述

（一）行走与神经学和运动学的关系

行走是在人出生后随发育过程不断实践获得的一种能力。行走及其步态是中枢神经系统的踪迹目标在生物力学水平上的体现。正常步态有赖于中枢神经系统、周围神经系统及肌肉骨骼系统的协调工作。下肢肌肉、韧带、骨骼、关节，甚至脑、脊髓、周围神经的正常生理功能及相互间的协调与平衡受到损害都会影响正常行走，出现异常步态。

（二）步态分析的目的

步态分析的目的不在于协助临床诊断，而是为康复护理和制订康复治疗计划和评估康复疗效提供客观依据。通过步态分析需要明确异常步态的障碍诊断、异常步态的程度及比较不同种类的辅助器具、矫形器、下肢矫形手术的作用及对步态的影响。

（三）适应证和禁忌证

1. 适应证

步态分析适用于所有因疾病或外伤导致的行走障碍或步态异常，包括神经系统和肌肉骨骼系统的疾病和外伤。

（1）中枢神经系统损伤：如脑卒中、脑外伤后偏瘫、脑瘫、帕金森病。

（2）骨关节疾病与外伤：如截肢、髋关节或膝关节置换术后、关节炎、韧带损伤、踝扭伤、下肢不等长。

（3）下肢肌力损伤：如脊髓灰质炎、股神经损伤、腓总神经损伤。

2. 禁忌证

严重心肺疾患、下肢骨折未愈合者、检查不配合者不宜进行步态分析。

二、步态分析的基本概念及正常步态

描述步态特征包括行走的时空参数、人体运动学分析和动力学分析等。下面介绍临床步态分析的基本概念及正常步态。

（一）步行周期

步行周期是指行走过程中一侧足跟着地至该侧足跟再次着地时所经过的时间。每一侧下肢有其各自的步行周期。每一个步行周期分为站立相和迈步相两个阶段。站立相又称为支撑相，为足底与地面接触的时期；迈步相又称为摆动相，指支撑腿离开地面向前摆动的阶段。站立相大约占步行周期的60%，迈步相大约占步行周期的40%。站立相与迈步相的时间比例与步行速度有关系，步行速度加快，迈步相时间延长而站立相时间相应缩短。

（二）正常步行周期的基本构成

1. 双支撑期和单支撑期

一侧足跟着地至对侧足趾离地前有一个双腿与地面接触的时期，为双支撑期。每一个步行周期中，包含两个双支撑期。每一个双支撑期中，一条腿在前，正刚刚与地面接触；另一条腿在后，即将离开地面，处于站立末期。以右步行周期为例，第一个双支撑期在时间上指右下肢首次着地（足跟着地）至左下肢足趾离地，发生在步行周期的前10%；第二个双支撑期指左下肢首次着地（足跟着地）至右下肢足趾离地之间所经过的时间，发生在步行周期的50%～60%。每一个双支撑期占10%。随着步行速度的加快，双支撑期时间缩短。变为跑时，双支撑期消失并被前后两步之间有一个足底与地面不接触的"腾空相"所取代。仅有一条腿与地面接触时称为单支撑期，它以对侧足跟着地为标志结束。行走时，一侧下肢单支撑期所占时间等于对侧下肢的迈步相时间。每一个步行周期中，包含两个单支撑期，分别为左下肢单支撑期和右下肢单支撑期，各占步行周期的40%。

2. 步行周期分期

根据美国加利福尼亚州 RLA（Rancho Los Amigos）国家康复中心的 Perry 医生按照步行周期的发生顺序提出的 RLA 分期方法，将站立相分解为5个分期，迈步相分解为3个分期，见图2-4-1。

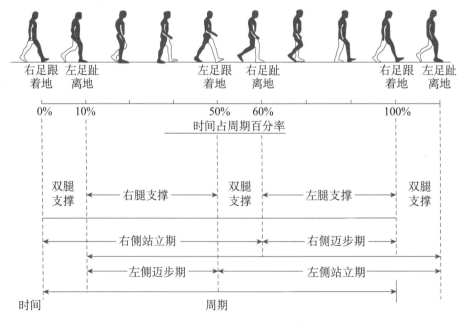

图 2-4-1 步行周期示意图

（1）首次着地（initial contact）：步行周期和站立相的起止点，指足跟或足底的其他部位第一次与地面接触的瞬间。正常人行走时的首次着地方式为足跟着地。

（2）承重反应期（loading response）：指足跟着地后至足底与地面全面接触瞬间的一段时间，即一侧足跟着地后至对侧下肢足趾离地时，为双支撑期，是重心由足跟转移至足底的过程。膝关节于站立相达到其最大屈曲角度标志着支撑腿有效承受了体重。此时人体重心位置处于行走的最低点。（0～15％步行周期）

（3）站立中期（mid-stance）：指从对侧下肢离地至躯干位于该侧（支撑）腿上方时，为单腿支撑期，此时重心位于支撑面上方。（15％～40％步行周期）

（4）站立末期（terminal stance）：为单腿支撑期，指从支撑腿足跟离地时到对侧下肢足跟着地。（40％～50％步行周期）

（5）迈步前期（pre-swing）：指从对侧下肢足跟着地到支撑腿足趾离地之前的一段时间，为第二个支撑期。（50％～60％步行周期）

（6）迈步初期（initial swing）：从支撑腿离地至该腿膝关节达到最大屈曲时。（60％～70％步行周期）

（7）迈步中期（mid-swing）：从膝关节最大屈曲摆动到小腿与地面垂直时。（70％～85％步行周期）

（8）迈步末期（terminal-swing）：指与地面垂直的小腿向前摆动至该侧足跟再次着地之前。（85％～100％步行周期）

（三）步态相关时空参数

1. 步频与步速

（1）步频（cadence）：单位时间内行走的步数。正常人平均步频约为95～125步/分钟。

（2）步速（velocity）：单位时间内行走的距离，单位以 m/s 表示。正常人平均自然步速约为1.2m/s。从下面公式可以看出，步速与跨步长和步频相关，跨步长增加，步频加快，步速也加快。

$$步速（m/s）=\frac{跨步长（m）×步频（步/分钟）}{120}$$

2. 步长与跨步长

（1）步长（step length）：行走时左右足跟或足尖先后着地时两点间的纵向直线距离，单位以 cm 表示。步长与身高成正比，身材越短，步长越短。正常人约为50～80cm。正常人行走时左右两侧下肢步长及时间基本相等。左右步长的不一致性是反应步态不对称的敏感指标。见图2-4-2Ⅰ。

（2）跨步长（stride length）：指同一侧足跟前后连续两次着地点间的纵向直线距离，相当于左、右两个步长相加，约为80～160cm，见图2-4-2Ⅱ。

3. 步宽与足偏角

（1）步宽（stride width）：指左右两足间的横向距离，通常以足跟中点为测量点。步宽越窄，步行的稳定性越差，见图2-4-2Ⅲ。

（2）足偏角（toe out）：指贯穿一侧足底的中心线与前进方向所成的夹角，正常人约为6.75°，见图2-4-2Ⅳ中的θ角。

（四）行走中的身体运动

行走时不仅仅是双腿在地面上移动，全身各部位都在做关联运动，共同保持行走系统的协调和

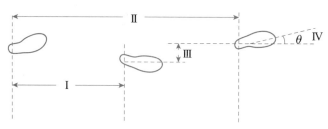

图 2-4-2　步态相关时空参数示意图

稳定。正常步态周期中骨盆和下肢各关节的角度变化见表 2-4-1。

表 2-4-1　正常步态周期中骨盆和下肢各关节的角度变化

步行周期	关节运动角度			
	骨盆	髋关节	膝关节	踝关节
首次着地	5°旋前	30°屈曲	0°	0°
承重反应期	5°旋前	30°屈曲	0°~15°屈曲	0°~15°跖屈
站立中期	中立位	30°屈曲~0°	15°~5°屈曲	15°跖屈~10°背屈
站立末期	5°旋后	0°~10°过度屈曲	5°屈曲	10°背屈~0°
迈步前期	5°旋后	10°过度伸展~0°	5°~35°屈曲	0°~20°跖屈
迈步初期	5°旋后	0°~20°屈曲	35°~60°屈曲	20°~10°跖屈
迈步中期	中立位	20°~30°屈曲	60°~30°屈曲	10°跖屈~0°
迈步末期	5°旋前	30°屈曲	30°屈曲~0°	0°

三、定性分析法

步态的定性分析法是临床中常用的步态检查方法。定性分析通常采用目测观察获得第一手资料，通过与正常步态相比较，结合以往临床经验认识异常步态的特征，找出问题所在。

（一）分析步骤

步态分析是在详细了解患者病史和全面体格检查的基础上进行的。

1. 病史

了解与步态相关的症状，如行走时有无伴随疼痛、持续的时间；通过询问既往史，可以了解既往有无与影响步态的疾病，如骨折、肌肉或神经疾病、肿瘤等。

2. 体检

体检有助于诊断和鉴别诊断，分析步态异常的原因。

3. 观察

由康复医师或治疗师通过目测，观察患者的行走过程，然后根据所得的印象或逐项评估结果，作出步态分析的结果。

（二）观察内容与方法

1. 观察内容

（1）步态的总体情况：包括节奏、对称性、流畅性、身体重心的偏移、躯干在行走中的趋向性、上肢摆动情况、辅助器具的使用、行走中的神态。

（2）识别步行周期的时相与分期特点：首次着地的方式、站立中期足跟是否着地、迈步相足部是否拖地。

（3）观察身体各部位情况：大致了解头、颈、肩、躯干、骨盆、髋关节、膝关节、踝关节及足趾在步行周期中的变化是否正常。

2. 观察方法

（1）确定观察角度。不同角度侧面反映特定的步态特征。目测分析步态应从正面、侧面加以观察。

（2）观察分析表的应用。由于完成一个完整的步行周期所需要的时间极短，在临床中必须采用系统的方法评估每一个被检者的步态。为避免漏诊，采用步态观察分析表进行。这是由美国加利福尼亚 RLA 国家康复中心设计提出的步态目测观察分析法，观察内容系统、全面，易于临床应用。步态观察分析表中包括了 47 种常见的异常步态表现。检查者可以根据每一个关节或部位在步行周期中的表现对照表中提示的内容逐一分析，发现患者在步行中存在何种表现以及出现异常的时相。步态观察分析表的内容（见表 2 - 4 - 2）：横向栏目为步态周期的各个分期，纵向栏目按躯干、骨盆、髋关节、膝关节、踝关节及足趾的顺序，将 47 种异常表现依次列出，表中深色格子表示与步行周期相对应的关节运动情况，无须观察。空白格和浅色格则表示要对这一时间里是否存在某种异常运动进行观察和记录。其中空白格的内容需要重点观察，在有异常存在的格中作标记，例如踝关节内翻，在迈步相甚至负重期存在并无大碍，但对于单支撑期来说十分不利，踝关节内翻使单支撑腿的站立面不稳定，很容易摔倒，因此在有关踝关节运动的目测观察中，应当重点审视在单支撑期有无踝关节内翻的情况。再者由于前脚掌着地的方式，会影响完成负重反应，所以在首次着地期应重点观察足首次着地的方式，从分析表"前脚掌着地"一栏中可见，只在首次着地期有一个空白格，提示了检查者应观察的重点。

表 2 - 4 - 2　　　　　　　　　　步态观察分析表

观察项目		负重		单腿支撑		摆动期向前迈进			
		首次着地	承重反应	站立中期	站立末期	迈步前期	迈步初期	迈步中期	迈步末期
躯干	前屈								
	后伸								
	侧弯（左｜右）								
	旋后								
	旋前								
骨盆	一侧抬高								
	后倾								
	前倾								
	旋前不足								
	旋后不足								
	过度旋前								
	过度旋后								
	同侧下降								
	对侧下降								

续前表

观察项目			负　重		单腿支撑		摆动期向前迈进			
			首次着地	承重反应	站立中期	站立末期	迈步前期	迈步初期	迈步中期	迈步末期
髋关节	屈曲	受限								
		消失								
		过度								
	伸展不充分									
	后撤									
	外旋									
	内旋									
	内收									
	外展									
膝关节	屈曲	受限								
		消失								
		过度								
	伸展不充分									
	不稳定									
	过伸展									
	膝反张									
	内翻									
	外翻									
	对侧膝过度屈曲									
踝关节	前脚掌着地									
	全脚掌着地									
	足拍击地面									
	过度跖曲									
	过度背曲									
	内翻									
	外翻									
	足跟离地									
	无足跟离地									
	足趾或前脚掌拖地									
	对侧前脚掌踮起									
足趾	过度伸展（上翘）									
	伸展不充分									
	过度屈曲									

（3）观察顺序。由远端至近端，即从足踝关节观察开始，依次评估膝关节、髋关节、骨盆及躯干。在评估每一个部位时，应按步行周期中每一个环节发生的顺序进行仔细观察，将首次着地作为评估的起点。先观察矢状面，再从冠状面观察患者的步态特征。

（三）定性分析的优缺点

1. 优点

不需要价格昂贵的设备，可获得有关步态的特征性资料。

2. 缺点

(1) 结果具有一定的主观性。

(2) 步态分析受被检查者的精力和体力的限制。结果的准确性或可靠性与观察技术水平和临床经验有直接关系。

(3) 难以在短时间内完成多部位、多环节的分析。

3. 检查注意事项

(1) 观察场地面积至少 6m×8m，观察场地内光线要充足。

(2) 被检查者应尽量少穿衣服以便于真实表现的观察。

(3) 依次观察某一关节在站立相和迈步相各个环节中的表现。

(4) 在矢状面观察被检查者步态时应分别从两侧（左侧和右侧）进行观察。

(5) 如果行走时被检查者出现疼痛则应观察疼痛出现的时间。

4. 结果分析

表2-4-3～表2-4-6对不同步态时期的异常表现、可能原因和进一步检查都作了详细说明。结合被检查者病史及具体情况作进一步处理。

表 2-4-3　　　　　　　　步行周期中踝足关节的常见异常表现

时　期	异常所在	异常表现	可能原因	进一步检查
首次着地	足拍击地面	在足跟着地时足前部拍击地面	踝关节背屈肌瘫痪或力弱，或背屈肌交互抑制，背屈肌萎缩	踝关节屈肌肌力 是否存在跨栏步态
	足尖着地	首次着地方式为足趾着地，站立相维持足尖站立姿势	双下肢不等长 跟腱挛缩 踝关节跖屈肌挛缩 跖屈肌痉挛 背屈肌瘫痪 足跟痛	测量双下肢长度并检查是否存在髋或膝关节屈曲挛缩 肌张力和跖屈肌活动时相 有无足跟痛
	足平放着地	首次着地方式为全足底同时着地	踝关节过度背屈固定 背屈肌瘫痪或力弱 新生儿/本体感觉性行走	踝关节活动度 膝关节是否存在过伸展 是否存在未成熟步态模式
站立中期	过度体位性跖屈	胫骨未能从10°跖屈位回到中立位	跖屈肌无离心性收缩 跖屈肌瘫痪或力弱 跟腱松解过度、断裂、挛缩	股四头肌是否存在痉挛或无力；是否膝关节过伸展、髋关节过伸展 躯干是否后倾、前倾 有无跖屈肌力弱或跟腱断裂
	站立中期足跟抬起	站立中期足跟未接触地面	跖屈肌痉挛	有无跖屈肌、股四头肌、屈髋肌及内收肌痉挛
	过度体位性背屈	因胫骨从10°跖屈位回到中立位速度过快而产生大于正常的背屈	跖屈肌不能控制胫骨向前 膝或髋关节屈曲挛缩	踝关节周围肌，膝、髋关节屈肌关节活动度 躯干体位
	爪形趾	足趾屈曲抓住地面	足底抓握反射整合不全 阳性支持反射 跖屈肌痉挛	足底抓握反射、阳性支持反射 趾关节活动度

续前表

时　期	异常所在	异常表现	可能原因	进一步检查
蹬离期	无向前转动（无足跟离地）	体重转移（自足跟外侧至足前部内侧）不充分	踝足机械固定 跖屈肌、内翻肌、趾屈肌瘫痪或被抑制 趾屈肌和背屈肌拮抗收缩 足前部疼痛	踝足关节活动度 踝关节周围肌功能和肌张力 足前部疼痛
迈步相	足趾拖地	背屈不充分以至于足前部和足趾不能完成足廓清动作	背屈肌和趾伸肌瘫痪或无力 跖屈肌痉挛 膝或髋关节屈曲不充分	髋膝踝关节活动度 髋膝踝关节周围的肌力与肌张力
迈步相	内翻		内翻肌痉挛 背屈肌和外翻肌瘫痪或力弱 伸肌模式	内翻肌和趾屈肌肌张力 背屈肌和外翻肌肌力 下肢有无伸肌模式

表 2 - 4 - 4　　　步行周期中膝关节的常见异常表现

时　期	异常所在	异常表现	可能原因	进一步检查
首次着地	过度屈曲	足跟着地时膝关节屈曲	膝关节疼痛 膝屈肌痉挛或股四头肌瘫痪、无力 对侧下肢短	膝关节疼痛 膝屈肌肌张力 膝伸肌肌力 测量下肢长度 是否有骨盆倾斜
足放平	过伸展（膝过伸）	股四头肌和比目鱼肌瘫痪或力弱而至臀大肌收缩被动牵拉膝关节向后 股四头肌痉挛 膝关节跖屈畸形	踝、膝关节屈肌肌力和肌张力 踝关节活动度	
站立中期	过伸展（膝过伸）	单腿支撑时重心靠前	踝、膝关节属肌机力和肌张力 踝关节活动度	
蹬离期	过度屈曲	膝屈曲大于40°	重心远远超过骨盆前方 僵硬躯干，膝、髋关节屈曲挛缩	躯干姿势 膝、髋关节活动度 屈肌协同模式
蹬离期	屈曲受限	膝关节屈曲小于40°	股四头肌痉挛或跖屈肌痉挛	髋、膝、踝肌张力
迈步相初期至中期	过度屈曲	膝屈曲大于65°	迈步前期膝关节屈曲消失 屈肌退缩反射 辨距不良	髋膝踝周围肌肌张力检查 屈肌退缩反射检查 辨距不良检查
迈步相初期至中期	屈曲受限	膝屈曲小于65°	膝关节疼痛 膝关节活动度消失 伸肌痉挛	膝关节疼痛检查 膝关节活动度检查 髋膝关节肌张力检查

表 2-4-5 　　　　　　　　　　　　　步行周期中髋关节的常见异常表现

时　期	异常所在	异常表现	可能原因	进一步检查
首次着地至足放平	过度屈曲	屈曲超过 30°	髋、膝关节屈曲挛缩 比目鱼肌和股四头肌肌力弱 髋关节屈肌张力增高	髋膝关节活动度及比目鱼肌、股四头肌肌力 髋屈肌张力
	屈曲受限	屈曲小于 30°	髋屈肌力弱 髋关节屈曲受限 臀大肌弱	髋屈、伸肌肌力 髋关节活动度
足放平至站立中期	伸展受限内旋	髋关节未达到中立位 下肢内旋	髋屈曲挛缩、髋屈肌痉挛 内旋肌痉挛、外旋肌力弱、对侧骨盆过度旋前	髋关节活动度和屈肌张力 内旋肌张力和外旋肌肌力 双侧髋关节活动度
	外旋	下肢外旋	对侧骨盆过度旋后	双侧髋关节活动度
	外展	下肢外展	臀中肌痉挛 躯干向同侧髋关节外侧倾斜	外展模式检查
	内收	下肢内收	髋屈肌和内收肌痉挛 对侧骨盆下降	髋屈肌和内收肌肌张力 内收肌肌力
迈步相	环形运动	下肢外侧环形运动	代偿髋屈肌力弱 代偿因"腿长"而不能完成足廓清动作	髋、膝、踝屈肌肌力 髋、膝、踝关节屈曲活动度 伸肌模式检查
	髋关节抬高	通过腰方肌收缩使迈步相下肢缩短	代偿膝关节屈曲不足或踝关节背屈不足 代偿迈步相下肢伸肌痉挛	髋、膝、踝关节活动度及肌力 膝、踝伸屈肌肌张力
	过度屈曲	屈曲大于 20°～30°	足下垂时试图缩短下肢	踝足伸屈肌肌力和关节活动度 屈肌模式检查

表 2-4-6 　　　　　　　　　　　　　步行周期中躯干的常见异常表现

时　期	异常所在	异常表现	可能原因	进一步检查
站立相	躯干侧弯	躯干向站立相下肢侧（患侧）倾斜（臀中肌步态）	代偿站立期下肢臀中肌瘫痪或力弱以阻止迈步相下肢侧骨盆下降 代偿髋关节疼痛以减少作用于髋关节的力 对侧下肢短	臀中肌肌力 是否存在髋关节疼痛
	躯干后倾	躯干后倾导致关节过伸展（臀大肌步态）	站立相下肢臀大肌瘫痪或力弱 骨盆旋前	髋关节伸肌肌力 骨盆位置检查
	躯干前倾	躯干前倾至髋关节屈曲 躯干上部前倾	代偿股四头肌肌力弱、前倾去除了膝关节屈曲力矩 髋、膝屈曲挛缩 骨盆旋后	股四头肌肌力 骨盆位置检查

定量分析法是借助器械或专用设备对步态进行运动学和动力学分析的方法。简单的检查方法如足印法仅需要卷尺、秒表、量角器及滑石粉、墨水等。复杂的方法可借助步态分析系统、足底压力系统、动态肌电图等。运用不同方法可获得相应的运动学、动力学参数，在此基础上分析步态的特征。

（一）运动学分析

1. 时空参数

即时间和距离的参数，它能监测受试者步行能力的变化。其中，时间参数包括步频、步速、步行周期时间、同侧支撑相和摆动相的时间及其比例、左右侧支撑相之比或摆动相之比、支撑相各期发生时间及所占时间百分比等。步频可反映步行的节奏性和稳定性，左右摆动相时间之比及支撑相与摆动相时间之比可反映步态的对称性。距离参数包括步长、步幅、步宽、足夹角。步行时，若左、右步长不等，提示步行的对称性破坏；若步宽和足夹角变小，则步行的稳定性下降。

2. 关节运动角度

测量下肢诸关节在步行时的角度变化，通过分析这种角度变化及其在步行周期中的对应关系，客观地评估步行时关节功能障碍的部位、出现时间和程度，可为指导康复治疗提供依据。

（二）动力学分析

动力学分析是指对步行过程中有关力的分析，例如对地反力、关节力矩、人体重心、肌肉活动、人体代谢性能量与机械能转换与守恒等的分析，力求通过力的分析揭示特异性步的产生原因。动力学分析因其价格昂贵，临床上较少使用。

（三）行走能力的评估

功能独立性测量（functional independence measurement，FIM）为行走能力的评估方法。

评分采用 7 分制，最高分为 7 分，最低分为 1 分。得分的高低以患者独立的程度、对于辅助器具或辅助设备的需求以及他人给予帮助的量为依据。评分根据为行走的距离和辅助量两方面。

7 分：完全独立——不用辅助设备或用具，在合理的时间内至少能安全地步行 50m。

6 分：有条件的独立——可独立行走 50m，但需要使用辅助器具（下肢矫形器、义肢等），行走时间需要比正常的时间长并考虑安全因素。

5 分：可以步行 50m，但需要他人监护、提示及做行走前的准备工作。患者不能独立步行 50m 时，在没有他人帮助的情况下，不论有否使用辅助设备或辅助器具，能步行 17m 达到室内生活的功能水平。

4 分：最小量帮助——步行时需要他人轻轻地用手接触或偶尔帮助。患者至少能独立完成不少于 75% 的 50m 行走动作。

3 分：中等量帮助——步行时需要他人轻轻地上提患者身体。患者至少能独立完成 50%～74% 的 50m 行走动作。

2 分：最大量帮助——患者至少能独立完成 25%～49% 的 50m 行走动作。仅需 1 人的帮助。

1 分：完全帮助——患者仅完成不足 25% 的 50m 行走动作。需要 2 人的帮助，不能行走 17m。

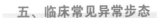

五、临床常见异常步态

（一）臀大肌（髋伸肌）步态

臀大肌无力者，足跟着地时常用力将胸部后仰，使重力线落在髋关节后方以维持髋关节被动伸展，站立中期时绷直膝关节，形成仰胸挺腰凸腹的臀大肌步态，见图2-4-3。

（二）臀中肌步态

臀中肌麻痹多由脊髓灰质炎引起，一侧臀中肌麻痹时，同侧髋关节侧方稳定受到影响，表现为行走中患侧腿于站立相时，躯干向患侧侧弯，以避免健侧骨盆下降过多，从而维持平衡。双侧臀中肌受损时，其步态特殊，步行时上身左右交替摇摆，行走如鸭子，故又称鸭步，见图2-4-4。

（三）股四头肌步态

股四头肌麻痹者，行走中患侧腿站立相伸膝的稳定性将受到影响，表现为足跟着地后，臀大肌代偿股四头肌的功能而使髋关节伸展，膝关节被动伸直，造成膝关节反张。如同时有伸髋肌无力，则患者需俯身用手按压大腿，使膝关节伸直。

（四）帕金森步态

帕金森步态是一种极为刻板的步态，表现为步行启动困难。行走时双下肢交替迈步动作消失，躯干前倾，髋膝关节轻度屈曲，踝关节于迈步相时无跖屈，足擦地而行，步幅缩短表现为步伐细小。由于躯干前倾，致使身体重心前移。为了保持平衡，患者以小步幅快速向前行走，不能随意骤停或转向，呈现出前冲或慌张步态，见图2-4-5。

（五）喊痛步态

一侧下肢出现疼痛时，常呈现出逃避疼痛的喊痛步态，其特点为患侧站立相时间缩短，以尽量减少患肢负重，步幅变短。此外，患者常一手按住疼痛部位，另一上肢伸展。疼痛部位不同，表现可有些差异。髋关节疼痛者，患肢负重时同侧肩下降，躯干稍倾斜，患侧下肢外旋、屈曲位，尽量避免足跟击地。膝关节疼痛者膝稍屈，以足趾着地行走。

（六）偏瘫步态

偏瘫步态指一侧肢体正常，而另一侧肢体因各种疾病造成瘫痪所形成的步态。其典型特征为患侧膝关节因僵硬而于迈步相时活动范围减小，患侧足下垂内翻。为了使患侧下肢向前迈步，迈步相时患侧肩关节下降、骨盆代偿性抬高、髋关节外展、外旋，使患者下肢经外侧画一个半圆弧将患侧下肢向前迈出，故又称为画圈步态，见图2-4-6。

（七）剪刀步态

剪刀步态是痉挛型脑性瘫痪的典型步态。由于髋关节内收肌痉挛，行走时迈步相下肢向前内侧迈出，双膝内侧常相互摩擦碰撞，足尖着地，呈剪刀步态或交叉步态，交叉严重时步行困难，见图2-4-7。

（八）跨阈步态

足下垂患者为使足尖离地，将患肢抬得很高，犹如跨越旧式门槛的姿势。常见于腓总神经麻痹患者，见图2-4-8。

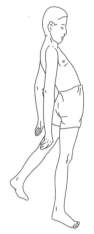

图2-4-3 臀大肌步态

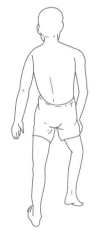

图2-4-4 臀中肌步态

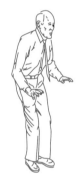

图2-4-5 帕金森步态

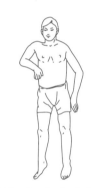

图2-4-6 偏瘫步态

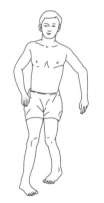

图2-4-7 剪刀步态

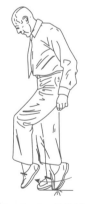

图2-4-8 跨阈步态

（九）短腿步态

患肢缩短达 2.5cm 以上者，患侧着地时同侧骨盆下降导致同侧肩倾斜下降，对侧迈步腿髋膝关节过度屈曲、踝关节过度背屈。如果患肢缩短超过 4cm，则患侧下肢以足尖着地行走，其步态统称短腿步态。

（十）小脑共济失调步态

小脑共济失调步态为小脑功能障碍所致。患者行走时两上肢外展以保持身体平衡，两足间距过宽，高抬腿，足落地沉重；患者不能直线行走，而呈曲线或呈"Z"字形前进；患者因重心不易控制，故步行摇摆不稳，状如醉汉，故又称酩酊或醉汉步态。

（十一）持拐步态

因各种原因导致单侧或双侧下肢于行走过程中不能负重者，应使用拐杖辅助行走，称为持拐步态。根据拐杖与下肢行走的位置关系，将持拐步态分为两点步、三点步、四点步、迈至步和迈过步。

同 步 训 练

每两人一组，对步态分析方法进行训练，并总结注意事项。

任务五

平衡功能评估

情境导入

刘爷爷，82 岁，患有高血压、糖尿病、关节炎等多种疾病，由于家中无人照顾，决定入住××老年公寓，老年公寓的专业人员要对刘爷爷进行全面的评估，以为其提供更细致周到的照护服务。

任务描述

对刘爷爷的平衡功能进行评估，为康复护理计划的制订提供依据。

相关 知识

平衡是人体保持姿势与体位，完成日常生活活动，特别是各种动作转移、行走、跑跳等复杂运动的基础。当各种原因导致维持稳定的感觉运动器官或神经功能受到损伤时，平衡功能也会受到损害。

一、概述

（一）概念

1. 平衡

平衡（balance，equilibrium）在力学上是指物体所受到来自各个方向的作用力与反作用力大小相等，使物体处于一种稳定的状态（即牛顿第一定律）。人体平衡比自然界物体的平衡复杂得多，平衡在临床上是指身体所处的一种姿势状态，并能在运动或受到外力作用时自动调整并维持姿势的一种能力。为保持人体平衡，人体重心（center of gravity，COG）必须落在支持面上方或范围内。所以，平衡就是维持人体重心在支持面上方的能力。

2. 支持面

支持面（support surface）是指人在各种体位下所依靠的表面，即接触面。站立时的支持面包括两足底在内的两足间的面积。支持面的面积大小和材质均影响身体平衡。当支持面不稳定或面积小于足底面积、质地柔软或表面不规整使双足与地面接触面积减小时，身体稳定性下降。

3. 稳定极限

稳定极限（limit of stability，LOS）是指人站立时身体倾斜的最大角度，是判断平衡功能的重要指标之一。在这个极限范围内，平衡不被破坏，人体重心能安全地移动而无须借助挪动脚步或外力支撑来防止跌倒。稳定极限的大小取决于支持面的大小和性质。正常人双足自然分开站在坚实平整的地面上时，稳定极限的周长围成一个椭圆形，前后摆动最大角度为 12.5°，左右摆动最大角度为 16°。

（二）人体平衡功能的分类

1. 静态平衡

静态平衡（static balance）是指人体或人体某一部位处于某种特定的姿势，如坐或站等姿势时保持稳定的状态。

2. 动态平衡

动态平衡（dynamic balance）是指人体在进行各种自主运动，如由坐到站或由站到坐等各种姿势间的转换运动时，能重新获得稳定状态的能力。

3. 反应性平衡

反应性平衡（reactive balance）是指人体对外界的干扰，如推、拉等产生反应、恢复稳定状态的能力。

（三）平衡的维持机制

一般认为，保持人体平衡需要 3 个环节的参与，包括感觉输入、中枢整合和运动控制。而前庭系统、视觉调节系统、身体本体感觉系统、大脑平衡反射调节、小脑共济协调系统以及肌群的力量在人体平衡功能的维持上都起到了重要作用。

1. 感觉输入

正常情况下，人体通过视觉、躯体觉、前庭觉的传入来感知站立时身体所处的位置和与地球引力及周围环境的关系。因此，适当的感觉输入，特别是躯体、前庭和视觉信息对平衡的维持和调节具有前馈和反馈的作用。

（1）视觉系统。由视网膜所收集到的信息经过视觉通路传入视中枢，提供了周围环境及身体运动和方向的信息。在视觉环境静止不动的情况下；视觉系统能准确感受环境中物体的运动以及眼睛和头部的视空间定位。如果躯体感觉受到干扰或破坏，那么身体直立的平衡状态主要是通过视觉系统来完成。视觉系统通过颈部肌肉的收缩使头部保持向上直立的位置和保持水平视线来使身体保持或恢复到原来的直立位，从而获得新的平衡。如果去除或阻断视觉输入（如闭眼、戴眼罩或在黑暗的环境中），那么姿势的稳定性要比睁眼站立时显著下降。这也是视觉障碍者或老年人出现平衡能力下降的原因之一。

（2）躯体感觉。与平衡维持有关的躯体感觉包括皮肤感觉（触觉、压觉）和本体感觉。在维持身体平衡和姿势的过程中，与支持面相接触皮肤的触觉、压觉感受器向大脑皮质传递有关体重的分布情况和身体重心的位置；分布于肌肉、关节及肌腱等处的本体感受器（属于螺旋状感觉神经末梢）收集随支持面而变化的信息（如随面积、硬度、稳定性以及表面平整度等而出现的有关身体各部位的空间定位和运动方向），经深感觉传导通路向上传递。正常人站在固定的支持面上时，足底皮肤的触觉、压觉和踝关节的本体感觉输入起主导作用，当足底皮肤和下肢本体感觉输入完全消失时（如外周神经病变），人体失去了感受支持面情况的能力，姿势的稳定性就会受到影响，需要其他感觉系统特别是视觉系统的输入。如果此时闭目站立，由于同时失去了躯体和视觉的感觉输入，身体会出现倾斜、摇晃，并容易摔倒。

（3）前庭系统。包括三个半规管，感知人体角加速度运动，椭圆囊、球囊（耳石器）感知的瞬时直线加速运动及与直线重力加速有关的头部位置改变的信息，经中脑的第四对颅神经（滑车神经）进入脑干。头部的旋转刺激了前庭系统中两个感受器。其一为半规管内的壶腹嵴（运动位置感受器），能感受头部在三维空间中的运动角加（减）速度变化而引起的刺激。其二为前庭迷路内的椭圆囊斑和球囊斑，感受静止时的地心引力和直线加（减）速度的变化引起的刺激。在躯体感觉和视觉系统正常的情况下，前庭冲动在控制人体重心位置上的作用很小。只有当躯体感觉和视觉信息输入均不存在（被阻断）或输入不准确而发生冲突时，前庭系统的感觉输入在维持平衡的过程中才变得至关重要。

2. 中枢整合

3 种感觉信息输入在多级平衡觉神经中枢中进行整合加工，并形成产生运动的方案。当体位或姿势变化时，为了判断人体重心的准确位置和支持面情况，中枢神经系统将 3 种感觉信息进行整合，迅速判断何种感觉所提供的信息是有用的，何种感觉所提供的信息是相互冲突的，从中选择出那些提供准确定位信息的感觉输入，放弃错误的感觉输入。

3. 运动控制（输出）

中枢神经系统在对多种感觉信息进行分析整合后下达运动指令，运动系统以不同的协同运动模式控制姿势变化，将身体重心调整到原来的范围内或重新建立新的平衡。

当平衡发生变化时，人体可以通过 3 种调节机制或姿势性协同运动模式来应变，包括踝调节机制、髋调节机制及跨步调节机制。

（1）踝调节（ankle strategy）：是指人体站在一个比较坚固和较大的支持面上，受到一个较小的外界干扰（如较小的推力）时，身体重心以踝关节为轴进行前后转动或摆动（类似钟摆运动），以调整重心，保持身体的稳定性。

（2）髋调节（hip strategy）：正常人站立在较小的支持面上（小于双足面积），受到一个较大的外界干扰时，稳定性明显降低，身体前后摆动幅度增大。为了减少身体摆动使重心重新回到双足的范围内，人体通过髋关节的屈伸活动来调整身体重心和保持平衡。

（3）跨步调节（stepping strategy）：当外力干扰过大，使身体的摆动进一步增加，重心超出其稳定极限，髋调节机制不能应答平衡的变化时，人体启动跨步调节机制，自动地向用力方向快速跨出或跳跃一步，来重新建立身体重心支撑点，为身体重新确定稳定站立的支持面，避免摔倒。

（四）平衡的评估目的

（1）确定是否存在影响行走或其他功能性活动的平衡障碍。

（2）确定障碍的程度。

（3）寻找和确定平衡障碍发生的原因。

（4）指导制订康复治疗护理计划。

（5）监测平衡功能障碍的治疗和康复训练疗效。

（6）跌倒风险的预测。

老年人的平衡功能由于生理功能退行性变化而下降，容易出现跌倒的情况。通过对老年人平衡功能的跟踪监测，有助于及早发现障碍，对可能的风险状况进行预测及采取有效的预防措施。

（五）适应证和禁忌证

1. 适应证

（1）中枢神经系统损害：脑外伤、脑血管意外、帕金森病、小脑疾患、脑肿瘤、脑瘫、脊髓损伤等。

（2）肌肉骨骼系统疾患或损伤：下肢骨折或骨关节疾患、骨质疏松症、截肢、关节置换、肌肉疾患及外周神经损伤等。

2. 禁忌证

（1）严重的心肺疾患。

（2）下肢骨折未愈合。

二、定性评估

（一）平衡反应

平衡反应是人体维持特定的姿势和运动的基本条件，是人体为恢复被破坏的平衡作出的保护性反应。可以在不同的体位（如卧位、跪位、坐位或站立位）进行检查。检查者破坏患者原有姿势的稳定性，然后观察患者的反应。检查既可以在一个静止的、稳定的表面上进行，也可以在一个活动的表面（如大治疗球或平衡板）上进行。平衡板底面为弧形，检查者控制平衡板倾斜的角度。正常人对于破坏平衡的典型反应为调整姿势，使头部向上直立和保持水平视线以恢复正位姿势，获得新的平衡。如果破坏过大，则会引起人体保护性跨步或上肢伸展反应。平衡反应检查包括如下内容：

1. 卧位倾斜反应

（1）俯卧位倾斜反应。

检查体位：患者于平衡板上呈俯卧位，上下肢伸展。

检查方法：平衡板向一侧倾斜。

阳性反应：患者的头部和躯干出现调整，平衡板翘起的一侧上下肢外展、伸展，平衡板向下倾斜的一侧可见保护反应。

阴性反应：患者的头部和躯干无调整，未出现平衡反应和保护反应。（身体的某个局部可见阳性反应）

（2）仰卧位倾斜反应。

检查体位：患者于平衡板上呈仰卧位，上下肢伸展。

检查方法：平衡板向一侧倾斜。

阳性反应：患者的头部和躯干出现调整，即平衡板抬高的一侧上下肢外展、伸展，出现平衡反应。平衡板下降的一侧可见保护反应。

阴性反应：患者的头部和躯干无调整，无平衡反应及保护反应出现。（身体某个局部可能出现反应，但其他部分无反应）

2. 膝手位反应

检查体位：患者双手双膝支撑身体。

检查方法：检查者推动患者躯干，使其向一侧倾斜。

阳性反应：患者的头部和躯干出现调整，受力的一侧上下肢外展、伸展出现平衡反应，另一侧可见保护反应。

阴性反应：患者的头部和躯干无调整，未见平衡反应和保护反应。（仅身体局部出现阳性反应）

3. 坐位反应

检查体位：患者坐在椅子上。

检查方法：检查者将患者的上肢向一侧牵拉。

阳性反应：患者的头部和躯干出现调整，被牵拉一侧出现保护反应，另一侧上下肢伸展、外展，出现平衡反应。

阴性反应：患者的头部和躯干无调整，未出现平衡反应和保护反应。（仅身体的某一部分出现阳性反应）

4. 跪位反应

检查体位：患者取跪位。

检查方法：检查者牵拉患者的一侧上肢，使之倾斜。

阳性反应：患者的头部和躯干出现调整，被牵拉的一侧可见保护反应。另一侧上下肢外展、伸展，出现平衡反应。

阴性反应：患者的头部和躯干未出现调整，未见平衡反应和保护反应。（身体某个局部可能出现阳性反应）

5. 迈步反应

检查体位：患者取立位，检查者握住患者的上肢。

检查方法：检查者向左侧、右侧、前方及后方推动患者。

阳性反应：患者为了维持平衡，脚向侧方或前方、后方踏出一步，头部和躯干出现调整。

阴性反应：患者的头部和躯干未出现调整，不能为了掌握平衡而踏出一步。

（二）运动系统检查

1. 关节活动度与肌力检查

对于平衡障碍的患者首先要进行关节活动度和肌力的评估以分别判断它们是否对姿势控制有影响。肌力检查应当在功能状态下进行，如臀中肌最好在单腿站立同时提高对侧骨盆的姿势下检查；股四头肌则在半蹲姿势或其他有关功能活动时检查。

2. 诱发下肢关节协同动作检查

正常人在身体重心受到前、后方的干扰时会采用踝关节协同动作、髋关节协同动作以及跨步协同动作来抗干扰并维持平衡。重心干扰诱发出何种姿势协同模式取决于站立支持面的种类和干扰强度。如果站立支持面坚硬、支持面宽度足以支持对抗踝关节运动（前后方向转动），一个小的干扰不会使重心偏移太远且可以通过踝关节协同动作加以纠正。较大、较快速的干扰常常诱发出髋关节的协同动作。此外，如果支持面不能有效地对抗移动重心的踝关节的转动力，髋关节协同动作就成为抗干扰的动作模式而出现。最大和最快速的干扰将诱发跨步协同动作。检查应按踝关节模式、髋关节模式及跨步模式的顺序依次进行。因此，检查中施加干扰的速度和强度以及支持面的变化应循序渐进。检查踝关节协同动作时，站立支持面要平、硬且宽；检查髋关节协同动作时，被检查者可站在窄于足底长度的横木上，或采取不会引起踝关节协同动作的其他体位，如足跟接足尖（双脚一前一后）站立位。在干扰的同时，检查相应动作肌群的收缩情况及动作反应，如检查有无踝关节协同动作：干扰使身体向前倾斜时触摸腓肠肌、腘绳肌以及脊柱旁肌群；干扰使身体向后倾斜时触胫前、股四头肌和腹肌。检查干扰中是否出现髋关节协同动作：干扰使身体向前摆动时检查有无腹肌和股四头肌收缩；干扰使身体向后摆动时检查有无脊柱旁肌群和腘绳肌收缩。

在检查中需要搞清楚协同动作模式是否有以下情况：（1）存在并且正常；（2）存在但受限；（3）存在但不能在特定的状况中出现；（4）异常；（5）消失。如果有异常或消失等情况，检查者需要进一步分析：哪些姿势协同动作不能诱发出来；协同动作本身有无异常，如肌肉的收缩时间、收缩顺序或应答是否发生错误等。为了更加深入、准确地了解参与姿势协同动作模式的肌群活动情况，有条件时应进行肌电图分析。

3. 结果分析

关节肌肉功能异常可导致平衡障碍。踝关节活动度受限及其周围肌肉肌力下降将影响踝关节协同动作的有效利用；髋关节活动度受限及其周围肌肉肌力下降将影响髋关节协同动作的利用，使动作反应受限或减弱；原发性前庭功能障碍患者常伴有颈部关节活动受限。协同动作反应延迟或在不该出现的时间和部位出现，提示肌群的应答错误、各种感觉信息判断不准确或感觉运动整合错误。为了区分平衡功能障碍是由于运动系统病变所致还是异常的中枢神经系统所致，又或者是两者兼有，临床中有必要对平衡障碍的发生原因作进一步调查和分析，即进行平衡的感觉整合检查，以明确障碍原因。

三、半定量评估

半定量评估为量表评估。量表评估主要有 Berg 平衡量表，见表 2-5-1。

表 2-5-1 Berg 平衡量表

项　目	评估内容	项　目	评估内容
1	从坐位站起	8	站立情况下双上肢前伸距离
2	无支撑的站立	9	站立位下从地面捡物
3	无靠背坐位，双脚放在地板或凳子上	10	站立位下从左肩及右肩上向后看
4	从站立位坐下	11	原地旋转 360°
5	转移	12	无支撑站立情况下用双脚交替踏台阶
6	闭目站立	13	无支撑情况下两脚前后站立
7	双脚并拢站立	14	单腿站立

Berg 平衡量表共有 14 项，每项最高分为 4 分，最低分为 0 分。

1. 从坐位站起

指令：请站起来，尝试不要用手支撑

（　　）4 不需要帮助，独立稳定地站立

（　　）3 需要手的帮助，独立地由坐到站

（　　）2 需要手的帮助并且需要尝试几次才能站立

（　　）1 需要他人最小的帮助来站立或保持稳定

（　　）0 需要中度或最大帮助来站立

2. 无支撑的站立

指令：请在无支撑的情况下站好 2min

（　　）4 能安全站立 2min

（　　）3 在监护下站立 2min

（　　）2 无支撑站立 30s

（　　）1 需要尝试几次才能无支撑站立 30s

（　　）0 不能独立站立 30s

3. 无靠背坐位，双脚放在地板或凳子上

指令：请合拢双上肢坐 2min

（　　）4 能安全地坐 2min

（　　）3 无靠背支持地坐 2min，但需要监护

（　　）2 能坐 30s

（　　）1 能坐 10s

（　　）0 无支撑的情况下不能坐 10s

4. 从站立位坐下

指令：请坐下

（　　）4 需要很少帮助（手支撑）就能安全坐下

（　　）3 须用手的帮助来控制下降

（　　）2 需用腿后部靠在椅子上来控制下降

（　　）1 能独立坐下，但不能控制下降速度

（　　）0 需帮助才能坐下

5. 转移

指令：摆好椅子，让受检者转移到有扶手椅子上及无扶手椅子上。可以使用两把椅子（一把有扶手，一把无扶手）或一张床及一把椅子

（　　）4 需要手的少量帮助即可安全转移

（　　）3 需要手的充分帮助才能安全转移

（　　）2 需要语言提示或监护下才能转移

（　　）1 需要一人帮助

（　　）0 需要两人帮助或监护才能安全转移

6. 闭目站立

指令：请闭上眼睛站立 10s

（　　）4 能安全地站立 10s

（　　）3 在监护情况下站立 10s

（　　）2 能站 3s

（　　）1 站立很稳，但闭目不能超过 3s

（　　）0 需帮助防止跌到

7. 双脚并拢站立

指令：请你在无帮助情况下双脚并拢站立

（　　）4 双脚并拢时能独立安全地站 1min

（　　）3 在监护情况下站 1min

（　　）2 能独立将双脚并拢但不能维持 30s

（　　）1 需帮助两脚才能并拢，但能站立 15s

（　　）0 需帮助两脚并拢，不能站立 15s

8. 站立情况下双上肢前伸距离

指令：将上肢抬高 90°，将手指伸直并最大可能前伸。上肢上举 90°后将尺子放在手指末端。手指前伸时不能触及尺子。记录受检者经最大努力前倾时手指前伸的距离。如果可能的话，让受检者双上肢同时前伸以防止躯干旋转

（　　）4 能够前伸超过 25cm

（　　）3 能够安全前伸超过 12cm

（　　）2 能够前伸超过 5cm

（　　）1 在有监护情况下能够前伸

（　　）0 在试图前伸时失去平衡或需要外界帮助

9. 站立位下从地面捡物

（　　）4 能安全容易地捡起拖鞋

（　　）3 在监护下能捡起拖鞋

（　　）2 不能捡起拖鞋但是能达到离鞋 2～5 厘米处而可独立保持平衡

（　　）1 不能捡起，而且捡的过程需要监护

（　　）0 不能进行或进行时需要帮助他保持平衡预防跌倒

10. 站立位下从左肩及右肩上向后看

指令：从左肩上向后看，再从右肩上向后看。检查者在受检者正后方拿个东西，鼓励患者转身

（　　）4 可从两边向后看，重心转移好

（　　）3 可从一边看，从另一边看时重心转移少

（　　）2 仅能向侧方转身但能保持平衡

（　　）1 转身时需要监护

（　　）0 需要帮助来预防失去平衡或跌倒

11. 原地旋转 360°

指令：旋转完整 1 周，暂停，然后从另一方向旋转完整 1 周

（　　）4 两个方向均可在 4s 内完成 360°旋转

（　　）3 只能在一个方向 4s 内完成旋转 360°

（　　）2 能安全旋转 360°但速度慢

（　　）1 需要严密的监护或语言提示

（　　）0 在旋转时需要帮助

12. 无支撑站立情况下用双脚交替踏台阶

指令：请交替用脚踏在台阶或踏板上，连续做直到每只脚接触台阶或踏板 4 次

（　　）4 能独立、安全地在 20s 内踏 8 次

（　　）3 能独立、安全地踏 8 次，但时间超过 20s

（　　）2 能在监护下完成 4 次，但不需要帮助

（　　）1 在轻微帮助下完成 2 次

（　　）0 需要帮助预防跌倒/不能进行

13. 无支撑情况下两脚前后站立

指令：将一只脚放在另一只脚正前方。如果这样不行的话，可扩大步幅，前脚后跟应在后脚脚趾前面。（在评估 3 分时，步幅超过另一只脚长度，宽度接近正常人走步宽度）

（　　）4 脚尖对脚跟站立没有距离，持续 30s

（　　）3 脚尖对脚跟站立有距离，持续 30s

（　　）2 脚向前迈一小步但不在一条直线上，持续 30s

（　　）1 帮助下脚向前迈一步，但可维持 15s

（　　）0 迈步或站立时失去平衡

14. 单腿站立

指令：不需帮助情况下尽最大努力单腿站立

（　　）4 能用单腿站立并能维持 10s 以上

（　　）3 能用单腿站立并能维持 5～10s

（　　）2 能用单腿站立并能站立≥3s

（　　）1 能够抬腿，不能维持 3s，但能独立站立

（　　）0 不能进行或需要帮助预防跌倒

注：评分标准以及临床意义：Berg 平衡评分方法是把平衡功能从易到难分为 14 项，每一项分为 5 级，即 0、1、2、3、4。最高得 4 分，最低为 0 分，总积分最高为 56 分，最低为 0 分，分数越高平衡功能越好。0～20 分，提示平衡功能差，患者需要乘坐轮椅；21～40 分，提示有一定平衡功能，患者可在辅助下步行；41～56 分者说明平衡功能较好，患者可独立步行。大于 40 分提示有跌倒的危险。

定量评估是采用专用评估设备对有关平衡功能的各种参数进行量化。其目的在于准确了解和分析平衡障碍的程度以及进行康复治疗前后对比，观察疗效。

1. 仪器及其工作原理

在19世纪中叶Romberg首先提出了行为试验方法来评定平衡功能障碍，即观察和比较患者在睁眼和闭眼的情况下站立时身体自发摆动的情况，这是一种定性检查法。70年代以来，人们将力台技术与Romberg的平衡行为试验方法相结合，通过连续测定和记录身体作用于力台表面的垂直力位置来确定身体摆动的轨迹，初步实现了身体自发摆动状况的定量分析。90年代初，随着电子计算机技术的发展，人体动态计算机模型得到应用。这种人体动态计算机模型可以根据已知的身高和体重，由垂直力运动的测定计算出人体重心的摆动角度，从而准确地反映平衡功能状况。平衡功能检测所采用的力台技术是通过连续测定和记录身体作用于力台表面的垂直力位置来确定身体摆动的轨迹，使身体自发摆动状况得以进行定量分析。当被检查者双脚按照规定的位置站在力台上时，力台通过压电或晶体传感器将来自身体的压力信号，即人体重心移动信号，转换成电信气信号经微机处理获得与重心摆动有关的多项指标。

2. 静态平衡功能评估方法

重心移动或摆动测定是目前评估人体在静立状态下姿势的稳定性（即静态平衡功能）的主要方法。它可以客观、定量地记录身体重心摆动的程度和性质，提供准确的平衡功能评估。

静态平衡功能评估的方法包括双腿站立（双足分开、双足并拢）、单腿站立、足尖对足跟站立（双脚一前一后）、睁眼及闭眼站立。通过下肢各种站立方式，检查站立支持面大小和形状的变化对平衡的影响。闭眼检查的目的是减少或去除视觉系统对平衡的影响，从而使被检查者更多地依靠本体感觉和前庭觉。在去除视觉因素的情况下，检查本体感觉系统、前庭觉系统的功能状况。静态平衡功能评估也可以在坐位进行。静态平衡功能评估参数包括重心移动（摆动）类型、重心移动路线或轨迹及长度、重心摆动的范围、根据偏移距离显示重心的位置，以及衍生参数，如Romberg率、平衡指数等。这些参数可以客观地反映被检查者的平衡功能状况。

3. 动态平衡功能评估方法

人体在保持静态平衡的基础上具有在动态条件下仍能够维持平衡和姿势稳定性的能力，才可能参与实际生活中的各种活动。动态平衡功能所反映的是人体的随意运动控制能力。动态平衡功能的评估包括身体向各方向主动转移的能力和在支持面不稳定时身体通过调节重新获得平衡控制的能力的检查。身体的主动转移能力通过测定稳定极限获得。可在站立位和坐位进行，要求被检查者有控制地将身体尽可能向所规定的目标方向（如前、后、左、右）倾斜。当重心超出支持面范围时可诱发出保护性上肢伸展反应。观察指标包括身体倾斜的方向，以及身体到达规定目标的时间、速度、路线长度（即支持面到身体最大倾斜时重心位置的距离）或倾斜角度。通过平衡功能检测仪器测得被检者的稳定极限范围。当支持面不稳定时，由于关节和肌梭感受器不能感受正常的踝关节运动反应，因而身体晃动加大。平衡功能检测专用仪器可以通过改变支持面的运动速度和运动方向来改变支持面的稳定性。为保持身体平衡不摔倒，要求被检查者能够主动地进行调节以重获身体的平衡。被检查者在应对支持面的变化进行调整反应时，测试仪记录到重心摆动轨迹及长度、身体重心摆动范围等指标。

同步训练

每两人一组，对平衡功能评估方法进行训练，并总结注意事项。

任务六

日常生活活动能力评估

情境导入

梁奶奶，中风后遗留右侧偏瘫，病情稳定，出院后医生嘱其继续进行日常生活活动能力的训练，于是来到你所在的机构寻求帮助。

任务描述

对梁奶奶的日常生活活动能力进行评估，为康复护理计划的制订提供依据。

相关知识

日常生活活动（activities of daily living，ADL）是指人们为独立生活而每天必须反复进行的、最基本的、具有共同性的身体动作群，即进行衣、食、住、行、个人卫生等的基本动作和技巧。日常生活活动能力对每个人都是至关重要的。对于一般人来说，这种能力是极为普通的，而对于残疾者，则往往是难于进行的高超技能。残损的程度愈大，对日常生活活动能力的影响愈严重。康复训练的基本目的就是要改善残疾者的日常生活活动能力，为此，必须首先了解患者的功能状况，即进行日常生活活动能力的测定。日常生活活动能力的测定就是用科学的方法，尽可能准确地了解并概括残疾者日常生活的各项基本功能状况，即明确他们是怎样进行日常生活的，能做多少日常活动，难以完成的是哪些项目，功能障碍的程度如何。因此，日常生活活动能力的测定是功能评估的康复诊断的重要组成部分，是确立康复目标、制订康复计划、评估康复疗效的依据，是康复医疗中必不可少的重要步骤。

日常生活活动的概念由 Sideny Katz 于 1963 年提出，指一个人为满足正常生活需要每天进行的必要活动。日常生活活动分为基础性日常生活活动（basic activities of daily living，BADL）和工具性日常生活活动（instrumental activities of daily living，IADL）。

（一）基础性日常生活活动（BADL）

BADL 是指维持人最基本的生存、生活所必需的每日反复进行的活动，包括自立性活动和功能性活动两类。自理活动包括进食、梳妆、洗漱、洗澡、如厕、穿衣；功能性活动包括翻身、从床上坐起、转移、行走、驱动轮椅、上下楼梯。BADL 的评估对象为住院患者。

（二）工具性日常生活活动（IADL）

IADL 是指维持人独立生活所进行的活动，包括使用电话、购物、做饭、洗衣、服药、理财、使用交通工具、处理突发事件以及在社区内的休闲活动。这些活动常常需要一些工具，是在社区环境中进行的日常活动。IADL 是在 BADL 基础上实现的社会属性活动，是维持残疾人自我照顾、健康状况并获得社会支持的基础。多用于社区中的伤残者及老人。

日常生活活动能力测定的内容较多，根据多数学者的意见，主要测定以下几个大的方面：

1. 床上活动（包括在床上的体位变换、移动和坐姿平衡）

（1）体位变换。

1）躺卧←→坐起。

2）向左、右翻身。

3）仰卧←→俯卧。

（2）身体移动。

1）向上、下移动。

2）向左、右移动。

（3）坐姿平衡。

1）躯干向前、后、左、右各方向活动及转身时的平衡——保持坐稳。

2）手臂伸向任何一方时的坐姿平衡——保持坐稳。

2. 轮椅活动（包括乘坐轮椅及对轮椅的掌握）

（1）轮椅←→床。

（2）轮椅←→厕所。

（3）轮椅←→浴室（包括淋浴和盆浴）。

（4）对轮椅的掌握。

1）对轮椅各部件的掌握。

2）推动或驾驶轮椅的方法。

3. 自理活动（包括盥洗、修饰、穿衣、进食）

（1）盥洗——个人卫生。

1）开、关水龙头。

2）洗漱：包括洗脸、洗手、洗头和刷牙。

3）洗澡：淋浴或盆浴。

4）对大、小便的处理：包括对尿壶、便盆及厕所的使用。

（2）修饰——个人仪表。

1）梳头。

2）刮脸。

3）对化妆品的使用。

4）修剪指甲。

（3）穿衣。

1）穿、脱内衣、内裤。

2）穿、脱套头衫。

3）穿、脱对襟衫。

4）扣扣子。

5）结腰带，系领带。

6）穿鞋、袜，系鞋带。

（4）进食（包括对餐具的使用及进食能力）。

1）持筷夹取食物。

2）用调羹舀取食物。

3）用刀切开食物，用叉子取食物。

4）用吸管、杯或碗饮水、喝汤。

5）对碗、碟的把持：包括端碗、扶盘。

4. 阅读和书写

（1）阅读书、报。

（2）书写姓名、住址。

5. 使用电灯、电话

（1）开、关电灯。

（2）打电话。

1）投硬币。

2）拨电话。

3）接电话。

6. 使用钱币

（1）对钱包（钱夹）的使用。

（2）对硬币、纸币的使用。

7. 行走（包括辅助器具的使用及室内外行走）

（1）辅助器具的使用。

1）使用手杖。

2）利用拐杖。

3）穿戴支架、支具或义肢。

（2）室内行走。

1）在水泥路面或泥土路面上行走。

2）在地毯上行走。

（3）室外行走。

1）在水泥路面或泥土路面上行走。

2）在碎石路面上行走。

3）上、下路边石阶。

8. 上、下楼梯

（1）上楼梯（有扶手或无扶手）。

（2）下楼梯（有扶手或无扶手）。

9. 乘公共汽车或小汽车

（1）上汽车。

（2）下汽车。

二、日常生活活动的评估方法

日常生活活动的评估方法包括提问法、观察法和量表检查法。

（一）提问法

提问法是通过提问的方式收集资料进行评估。有口头提问和问卷提问两种。为方便收集，口头提问可以在电话中进行，问卷提问可以采用邮寄的方式，不一定要面对面接触。就某一项活动进行提问时，提问内容应从宏观到微观，应该尽量让患者本人来回答问题。检查者在听取患者描述时，应注意甄别患者所述是否客观，回答是否真实、准确。患者身体过于虚弱、情绪低落或认知功能障碍时，可由患者家属或陪护者回答。提问法适用于对患者的残疾状况进行筛查，在评估日常生活活动总体情况时，因具有节约时间、节约人力、节约空间的优点，因此是常用的方法。但当评估日常生活活动是为了帮助或知道诊疗计划时，不宜使用提问法。

（二）观察法

观察法是指检查者通过直接观察患者日常生活活动实际的完成情况进行评估。检查时，由检查者向患者发出动作指令，让患者实际去做。譬如对患者说"请你坐起来""请你洗洗脸""让我看看你是怎样梳头的"等，要逐项观察患者进行各项动作的能力，进行评估及记录。观察场所可以是实际环境，也可以是实验室。必须指出的是，不同的环境会对被检查者日常生活活动表现的质量产生很大影响。所以，日常生活活动能力测试室的设置，必须尽量接近实际生活的环境条件，具有卧室、盥洗室、浴室、厕所、厨房等必要的设备及其相应的日常生活用品。例如，床、椅、水龙头、电灯、辅助器等，而且要使一切设备、用具安置像家里的实际情况那样，放在适宜的位置上，以便患者操作。在康复中心或综合医院的康复部、康复病房内，应设日常生活活动能力测试室。中国康复研究中心设有一个现代的日常生活活动能力测试室，内有卧室、浴室（淋浴和盆浴）、盥洗室、厕所、厨房几部分，包括床，椅，各式水龙头，各种门橱把手、钮、扣手，各式电灯开关，厨房灶具，以及手杖、拐、轮椅等辅助器具及其他日常生活必需用品。室内的一些设置配备有电动开关，可根据需要调整高低及左右位置。这种测试室设备先进，使用方便，有利于日常生活活动能力的测定和功能训练。高层次的康复医疗机构可以参考。一般的康复医疗单位，可以根据各自的具体情况，设立一个符合基本要求的日常生活活动能力测试室。

采用观察法使检查者在现场仔细审视患者活动的每一个细节，看到患者的实际表现。这一点是无法从提问中获得的，观察法能克服或弥补提问法中存在的主观性强、与实际表现不符的缺陷。通过实际观察，检查者还可以从中分析影响该项作业活动完成的因素。

（三）量表检查法

量表检查法是采用经过标准化设计、具有统一内容、统一评估标准的检查表评估日常生活活动。检查表中设计了日常生活活动的检查项目，并进行分类，每一项活动的完成情况被量化并以分数的形式表示。量表经过信度、效度和灵敏度检验，其统一和标准化的检查与评分方法使评估结果可以针对不同患者、不同疗法，甚至不同医疗机构进行对比。量表检查法是临床及科研中观察治疗前后的康复进展、研究新疗法、判断疗效的常用手段。

三、注意事项

评估前应与患者交谈，讲明评估的目的，以取得患者的理解与合作。

评估前应了解患者的基本情况，如肌力、肌张力、关节活动度、平衡性、协调性、感觉等，以确定其残存的功能和缺陷，以及是否需要专门的设备。

给予的指令应详细、具体，不要让患者无所适从。除非评估表中有说明，否则使用支具或采取替代的方法，均认为是独立完成活动，但应注明。

如不能顺利完成某一项活动，可给予一定的帮助，然后继续评估下一个项目。评估期间不要让患者失败，也不要提供太多的帮助。如果某项活动显然是挣扎着完成的，则可暂停或换下一项活动。

评估可分期进行。首选日常生活活动能力评估表中较简单和安全的项目进行，然后是较困难和复杂的项目。

评估可在实际生活环境中进行，也可在日常生活活动能力专项评估环境中进行。不便和不易完成的动作，可通过询问患者或家属的方式取得结果。

四、结果记录和分析

特定功能活动受限程度通过观察和记录所需要的帮助方式和帮助量来确定。在评估独立程度时，最低分值表示最低功能活动水平，最高分值表示功能的最高水平。在评估残疾程度时，分值越高表示功能活动水平越低。对不能完成的活动，检查者需进一步检查和分析影响这些活动完成的限制因素。主要有内因和外因：内因包括关节活动度、肌力、平衡、协调能力、感知觉、认知、精神、心理和自身损害等；外因包括建筑结构、社会、竞技、文化和各种环境对残疾人活动造成的限制。

日常生活活动能力的分级就是对患者的独立生活能力及功能残损状况定出的度量标准，是评估患者日常生活基本功能的定量及定性的指标。不同的级别能够表明不同的功能水平及残损程度，而级别的变化又可以敏感地反映功能的改善或恶化。

日常生活活动能力分级的组织和设计方式有许多种，下面介绍 3 种分级法。

（一）五级分级法

这是根据纽约大学医学中心康复医学研究所制定的二级分法归纳整理的，即按日常生活的独立程序分成 5 级。

1. 分级及其代表符号

（1）Ⅰ级：能独立活动，无须帮助或指导，用"√"表示。

（2）Ⅱ级：能活动，但需指导，用"S"（supervision）表示。

（3）Ⅲ级：需要具体帮助方能完成活动，用"A"（assistance）表示。

（4）Ⅳ级：无活动能力，必须依靠他人抬动或操持代劳，用"L"（lifting）表示。

（5）Ⅴ级：即指该项活动不适于患者，用"×"表示。

在上述各级中，如果患者是在有辅助装置（轮椅、矫形支具或拐杖等）的条件下进行的，则必须注明辅助装置的名称。

2. 记录方式

通过表格记录日常生活活动能力评估结果及功能进展情况。

（1）日常生活活动能力评估报告单见表 2-6-1。

（2）日常生活活动能力的测定及进展情况记录表见表 2-6-2。

表 2-6-1　　　　　　　　　日常生活活动能力评估报告单

姓　名		性　别		年龄		病室		病历号	
职　业		住址							
入院日期		主管医师			初测日期				
发病日期		损害类型	弛缓性						
			痉挛性						
残疾情况									
发病原因									
褥疮情况									
手术情况									

表 2-6-2　　　　　　　　　日常生活活动能力评估及进展记录

床上活动		G/1	G/2	日　期	测定人
躺卧与坐起					
翻身	向左				
	向右				
仰卧与俯卧					

续前表

床上活动	G/1	G/2	日 期	测定人
料理床铺				
使用床头柜				
使用信号灯				

在表中依次列出日常生活活动能力的评估项目，逐项记录测得的等级（填写等级符号）、评估日期及测定者姓名。

初次测定的记录用蓝笔记载，在 G/1 栏内填写等级符号，画"√"表示患者能够独立完成该项活动；画"×"表示患者不适宜做该项活动；如果患者不能完成，则在该项活动栏内留空格，不作任何标记。

进展情况的记录用红笔记载，在 G/2 栏内填写等级符号。

表 2-6-2 是床上活动的记录部分，轮椅活动、自理活动、阅读和书写、电灯和电话及钱币的使用、行走、上下楼梯及乘车等项目的记录情况依此类推。

五级分级法及其记录方式简单、明确，对患者有无独立活动能力、需要哪类帮助等情况可一目了然，因此便于临床应用。

（二）Barthel 指数分级

此法产生于 20 世纪 50 年代中期。此法评估简单，可信度高，灵敏度高，不仅可以评估治疗前后的功能状况，也可以预测治疗效果、住院时间及预后，是应用最广泛的一种量表。

1. 评估内容

Barthel 指数分级是通过对进食、洗澡、修饰、穿衣、控制大便、控制小便、用厕、床椅转移、平地行走及上下楼梯 10 项日常活动的独立程度打分的方法来区分等级的。根据是否需要帮助及帮助程度分为 0 分、5 分、10 分、15 分 4 个等级，总分 100 分。得分越高，表示独立性越强，依赖性越小。100 分表示患者基本的日常生活活动功能良好，不需他人帮助，能够控制大、小便，能自己进食、穿衣、床椅转移、洗澡、行走至少一个街区，也能上、下楼。0 分表示功能很差，没有独立能力，全部日常生活皆需帮助。

Barthel 指数评估等级见表 2-6-3。

表 2-6-3　　　　　　　　　　　Barthel 指数评估等级

日常活动项目	独立	部分独立，需部分帮助	需极大帮助	完全不能独立
进食	10	5	0	
洗澡	5	0		
修饰（洗脸、刷牙、刮脸、梳头）	5	0		
穿衣（包括系鞋带等）	10	5	0	
控制大便	10	5 偶尔失控	0（失控）	
控制小便	10	5 偶尔失控	0（失控）	

续前表

日常活动项目	独立	部分独立，需部分帮助	需极大帮助	完全不能独立
用厕（包括拭净、整理衣裤、冲水）	10	5	0	
床椅转移	15	10	5	0
平地行走 45m	15	10	5（需轮椅）	0
上下楼梯	10	5	0	

2. 评分标准

评分标准详见表 2-6-4。根据 Barthel 指数记分，将日常生活活动能力分成良、中、差 3 级：

（1）大于 60 分为良，表示有轻度功能障碍，能独立完成部分日常活动，需要部分帮助。

（2）60～41 分为中，表示有中度功能障碍，需要极大的帮助方能完成日常生活活动。

（3）小于等于 40 分为差，表示有重度功能障碍，大部分日常生活活动不能完成或需他人服侍。

Barthel 指数分级是进行日常生活能力测定的有效方法，其内容比较全面，记分简便、明确，可以敏感地反映出病情的变化或功能的进展，适于作疗效观察及预后判断的手段。

表 2-6-4　　　　　　　　　　　　Barthel 指数评分标准

项　目	分类和评分标准	
大便	0 分	失禁；或无失禁，但有昏迷
	5 分	偶尔失禁（每周≤1 次），或需要在帮助下使用灌肠剂或栓剂，或需要器具帮助
	10 分	能控制；如果需要，能使用灌肠剂或栓剂
小便	0 分	失禁；或需由他人导尿；或无失禁，但有昏迷
	5 分	偶尔失禁（每 24 小时≤1 次，每周＞1 次），或需要器具帮助
	10 分	能控制；如果需要，能使用集尿器或其他用具，并清洗。如无须帮助，自行导尿，并清洗导尿管，视为能控制
用厕	0 分	依赖
	5 分	需部分帮助：指在穿脱衣裤，使用卫生纸擦净会阴，保持平衡或便后清洁时需要帮助
	10 分	自理：指能独立进出厕所，使用厕所或便盆，并能穿脱衣裤、使用卫生纸、擦净会阴和冲洗排泄物，或倒掉并清洗便盆
修饰（个人卫生）	0 分	依赖或需要帮助
	5 分	自理：在提供器具的情况下，可独立完成洗脸、刷牙、梳头、剃须（如需用电则应会用插头）
进食	0 分	依赖
	5 分	需部分帮助：指能吃任何正常食物，但在切割、搅拌食物或夹菜、盛饭时需要帮助，或较长时间才能完成
	10 分	自理：只能使用任何必要的装置，在适当的时间内独立地完成包括夹菜、盛饭的进食过程

续前表

项 目	分类和评分标准	
转移	0 分	依赖：不能坐起，需两人以上帮助，或用提升机
	5 分	需大量帮助：能坐，需两个人或一个强壮且动作娴熟的人帮助
	10 分	需小量帮助：为保安全，需一人搀扶或语言指导、监督
	15 分	自理：指能独立地从床上转移到椅子上并返回；独立地从轮椅到床，再从床回到轮椅，包括从床上坐起，刹住轮椅，抬起脚踏板
平地行走	0 分	依赖：不能步行
	5 分	需大量帮助：如果不能行走，能使用轮椅行走 45m，并能向各方向移动以及进出厕所
	10 分	需小量帮助：指在一人帮助下行走 45m 以上，帮助可以是体力或语言指导、监督。如坐轮椅，必须是无须帮助，能使用轮椅行走 45m 以上，并能拐弯。任何帮助都应由未经训练者提供
	15 分	自理：指能在家中或病房周围水平路面上独自行走 45m 以上，可以使用辅助装置，但不包括带轮的助行器
穿着	0 分	依赖
	5 分	需要帮助：指在适当的时间内至少做完一半的工作
	10 分	自理：指在无人知道的情况下能独立穿脱适合自己身体的各类衣裤，包括穿鞋、系鞋带、扣解纽扣、开关拉链、穿脱矫形器和各类护具等
上下楼梯	0 分	依赖：不能上下楼
	5 分	需要帮助：在体力帮助或语言指导、监督时上下一层楼
	10 分	自理（包括使用辅助器具）：只能独立上下一层楼，可以使用扶手或用手杖、腋杖等辅助用具
洗澡（池浴、盆浴或淋浴）	0 分	依赖或需要帮助
	5 分	自理：指无须指导和他人帮助能安全进出浴池，并完成洗澡全过程

（三）5 级 20 项日常生活活动能力分级法

Ⅰ级：不能完成，全依赖别人代劳。

Ⅱ级：自己能做一部分，但要在别人具体帮助下才能完成。

Ⅲ级：在别人从旁指导下可以完成。

Ⅳ级：能独立完成，但较慢，或需要使用辅助器和支具。

Ⅴ级：正常，能独立完成。

日常生活活动能力测定方法包括测试时的客观观察和记录两部分。5 级 20 项日常生活活动能力评估的内容及记分标准见表 2-6-5。

表 2-6-5　　　　　　　　　日常生活活动能力测定内容及记分标准

序号	项 目	完成所需时间	完成情况				
			不能完成（0分）	在帮助下完成（25分）	在指待下完成（50分）	独立完成但较慢（75分）	独立完成，速度基本正常（100分）
1	穿上衣，扣衣扣						
2	穿下身衣，系腰带						
3	穿鞋、袜						

续前表

序号	项 目	完成所需时间	完成情况				
			不能完成（0分）	在帮助下完成（25分）	在指待下完成（50分）	独立完成但较慢（75分）	独立完成，速度基本正常（100分）
4	用匙						
5	端碗						
6	用筷						
7	提暖瓶，倒水						
8	收拾床铺						
9	开关电灯						
10	开关水龙头						
11	用钥匙开锁						
12	平地步行						
13	上下楼梯						
14	坐上及离开轮椅						
15	利用轮椅活动						
16	上下公共汽车						
17	刷牙						
18	洗脸						
19	洗澡						
20	用厕						

总评：2 000 分正常，1 500 分轻度障碍，1 000 分轻残，500 分残疾，0 分严重残疾。

（四）功能独立性测量

功能独立性测量（functional independence measurement，FIM）自 20 世纪 80 年代在美国使用以来，目前已在世界上广泛使用。FIM 在反映残疾水平和需要帮助的量的方式上比 Barteal 指数更为详细、精确、敏感，是分析判断康复疗效的一个有力指标。它不但评估由于运动功能损伤而导致的日常生活活动障碍，还评估认知功能障碍对日常生活活动的影响。FIM 应用广泛，可用于各种疾病或创伤者的日常生活活动能力评估。

1. 评估内容

FIM 评估内容包括 6 个方面，共 18 项，分别为 13 项运动性日常生活活动和 5 项认知性日常生活活动。评分采用 7 分制，每一项最高分为 7 分，最低分为 1 分。总积分最高分为 126 分，最低分为 18 分。得分的高低是根据病人的独立程度、对辅助设备的需求及他人给予帮助的量为依据的。

在进行 FIM 评估之前，检查者必须将每项活动所指的评估内容及动作要点弄清楚，必须遵循每一项活动所界定的特有内容进行评估，才能得到客观、准确的结果。各项活动包含的动作要点和评估内容如下：

（1）进食：将食物以通常习惯的方式放在桌上或托盘中，被检查者是否可以成功做到①使用合适餐具将食物送入口中；②咀嚼；③吞咽。

（2）梳洗修饰：包括①刷牙（包含挤牙膏）；②洗脸（不含端脸盆）；③洗手；④梳头；⑤刮胡子或化妆等 4～5 项（女性不化妆、男性不留胡子为 4 项）。

（3）洗澡：包括洗和擦干的动作，范围从颈部以下分为 10 区，各占 10%，依次为左上肢、右上肢、胸部、腹部、会阴部、臀部、右大腿、左大腿、左小腿和足、右小腿和足。不含背部。盆浴、淋浴都可以。

（4）穿上身衣：包括穿脱腰以上的各种内外衣，穿脱义肢或矫形器。动作要点包括取衣服、穿脱衣服、系扣。

（5）穿下身衣：包括穿脱裤、裙、袜、鞋，也包括穿脱义肢和矫形器。动作要点包括套裤腿、上提裤子、系扣（带）、穿袜、穿鞋。

（6）如厕：包括清洗会阴部、如厕前脱鞋、如厕后提裤。

（7）排尿管理：包括排尿的控制水平和使用控制排尿所需要的器械和药物。

（8）排便管理：包括排便的控制水平和使用控制排便所需要的器械和药物。

（9）床椅之间的转移：包括转移过程中的所有动作，如站起、转身移动、坐下。坐在轮椅中时包括接近床、椅；合上车闸；提起足托，拆扶手、转移并返回等动作。

（10）厕所转移：包括（坐）到便器上和从便器离开两个动作。

（11）浴室转移：包括进出浴盆或淋浴室的过程。坐在轮椅中则包括接近浴盆或淋浴室、合上车闸；提起足托，拆扶手、转移并返回等动作。

（12）行进：包括在平地上行走或驱动轮椅50m或17m。

（13）上下楼梯：上或下12～14级或4～6级台阶。

（14）理解：包括视理解（文字、手语、姿势）和听理解。理解内容分为复杂抽象的信息和基本的日常生活需要。

（15）表达：包括语言的口头表达和非口头（文字、交流工具、手势）表达。表达内容分为复杂抽象的表达和基本的日常生活需要的表达。

（16）社会交往：指在社交和治疗场合与他人相处及参与集体活动的技能，通过言行表现，反映患者自身如何处理自身利益和他人之间的关系。

（17）解决问题：指就财物、社会及个人事务等方面能作出合理、安全及时的决定，并能启动且按顺序实施解决问题的步骤及自我纠错。解决问题包括解决复杂问题和日常生活问题。

（18）记忆：在社区或医院的环境下，认识常见的人、记住日常生活活动及履行他人的要求。

2. 评分标准

独立：活动中不需他人帮助。

（1）完全独立（7分）—— 构成活动的所有作业均能规范、完全地完成，不需修改和辅助设备或用品，并在合理的时间内完成。

（2）有条件的独立（6分）—— 具有下列一项或几项：活动中需要辅助设备；活动需要比正常长的时间；或有安全方面的考虑。

依赖：为了进行活动，患者需要另一个人予以监护或身体的接触性帮助，或者不进行活动。

（1）有条件的依赖——患者付出50%或更多的努力，其所需的辅助水平如下：

1）监护和准备（5分）—— 患者所需的帮助只限于备用、提示或劝告，帮助者和患者间没有身体的接触或帮助者仅需要帮助准备必需用品；或帮助带上矫形器。

2）少量身体接触的帮助（4分）——患者所需的帮助只限于轻轻接触，自己能付出75%或以上的努力。

3）中度身体接触的帮助（3分）——患者需要中度的帮助，自己能付出50%～75%的努力。

（2）完全依赖——患者需要一半以上的帮助或完全依赖他人，否则活动就不能进行。

1）大量身体接触的帮助（2分）——患者付出的努力小于50%，但大于25%。

2）完全依赖（1分）——患者付出的努力小于25%。

FIM 的最高分为 126 分（运动功能评分 91 分，认知功能评分 35 分），最低分 18 分。

126 分＝完全独立；108～125 分＝基本独立；90～107 分＝有条件的独立或极轻度依赖；72～89 分轻度依赖；54～71 分中度依赖；36～53 分＝重度依赖；19～35 分＝极重度依赖；18 分＝完全依赖。

以上评估内容见表 2 - 6 - 6。

表 2 - 6 - 6　　　　　　　　　　　功能独立性评估量表（FIM）

项　　目				评估日期		
				年　月　日	年　月　日	备注
运动功能	自理能力	1	进食			
		2	梳洗修饰			
		3	洗澡			
		4	穿上身衣			
		5	穿下身衣			
		6	如厕			
	括约肌控制	7	管理膀胱			
		8	管理直肠			
	转移	9	床椅之间转移			
		10	厕所转移			
		11	浴室转移			
	行走	12	行进			
		13	上下楼梯			
	运动功能评分					
认知功能	交流	14	理解			
		15	表达			
	社会认知	16	社会交往			
		17	解决问题			
		18	记忆			
	认知功能评分					
	FIM 总分					
	评估人					

FIM 所测量的是残疾人实际做什么，即活动的实际情况。因此，对于残疾者进行 FIM 评估，不要评估其应该做什么或在某种条件下可以做什么。

同 步 训 练

寻找身边的一位老人，采用日常生活活动量表对其进行日常生活活动能力评估，并对结果进行分析。

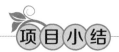

本项目主要介绍了老年人常见的功能障碍评估方法，包括关节活动度、肌力、肌张力、步态、平衡功能及日常生活活动能力的评估，在评估过程中要注意评估的准确性并要保证老年人的安全，恰当的评估是制订康复护理方案的基础。

● **重要概念**

关节活动度　日常生活活动能力　肌力　平衡功能　步态

● **课后讨论**

1. 对患者进行日常生活活动能力评估时有哪些注意事项？
2. 在对患者功能独立性测量中什么是最重要的？
3. 如何测量手指关节和脊柱的关节活动度？
4. 如果被检查关节不能从解剖位开始运动，应如何进行记录？
5. 在进行徒手肌力检查中应注意什么？
6. 怎样的情况应选用仪器测试肌力？
7. 人体能在各种情况下保持平衡，主要依赖于哪些系统？
8. 怎样提高人体动态平衡反应？
9. 正常步行中周期构成是怎样的？
10. 正常步行中主要活动的肌群有哪些？

● **课后自测**

一、不定项选择题

1. 在测量关节活动度时，应放在肢体上一起移动的是（　　　）

　　A. 轴心　　　　　　　　　B. 固定臂

　　C. 移动臂　　　　　　　　D. 刻盘

　　E. 指针

2. 影响关节活动度的因素有（　　　）

　　A. 关节的长度　　　　　　B. 关节的功能

　　C. 关节的解剖结构　　　　D. 关节周围软组织的性质

　　E. 关节的位置

3. 在 Barthel 指数评估中，38 分代表的是（　　　）

　　A. 生活基本可以自理　　　B. 生活需要帮助

　　C. 生活需要很大帮助　　　D. 生活完全需要帮助

4. 下列哪些属于基础性日常生活活动（　　　）

　　A. 使用餐具　　　　　　　B. 进出公寓

　　C. 打扫卫生　　　　　　　D. 穿脱衣

　　E. 刷牙

5. 在进行徒手肌力检查中，应从哪级开始检测（　　　）

　　A. 0 级　　　　B. 1 级　　　　C. 2 级

　　D. 3 级　　　　E. 4 级

6. 等速肌力测定的禁忌证是（　　　）

　　A. 肌力 3 级以上　　　　　B. 骨折

　　C. 手术早期　　　　　　　D. 扭伤

　　E. 严重疼痛

7. 平衡功能分为（　　　）

　　A. 静态平衡　　B. 动态平衡　　　C. 反应性平衡　　　D. 半动态平衡

8. 作为平衡反应中，若将上肢向左侧牵拉，正常人出现的反应是（　　　）

A. 左侧出现保护反应　　　　　B. 右侧上肢伸展

C. 左侧上肢伸展　　　　　　　D. 右侧出现保护反应

E. 右侧外展

9. 步行周期中的哪个时期人体重心处于行走时的最低点（　　　）

A. 首次着地　　　　　　　　　B. 负荷反应期

C. 站立中期　　　　　　　　　D. 站立末期

E. 迈步前期

10. 出现剪刀步态的患者有什么问题（　　　）

A. 偏瘫　　　　　　　　　　　B. 帕金森病

C. 痉挛型脑瘫　　　　　　　　D. 小脑共济失调

E. 臀中肌损伤

二、操作练习

1. 对偏瘫患者进行功能独立性测量评估。

2. 对偏瘫患者上肢及下肢主要肌群进行徒手肌力评估。

3. 对偏瘫患者的步态进行定性与半定量评估，并与正常人进行对比。

项 目 三

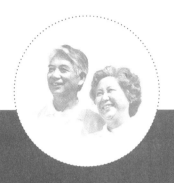

老年人康复护理技术选择

学 习
目 标

知识目标

通过本项目的学习，学生应能够：

1. 了解关节活动度训练、肌力耐力训练、平衡协调能力训练、步行训练及日常生活活动训练的意义；

2. 复述关节活动度训练、肌力耐力训练、平衡协调能力训练、步行训练及日常生活活动训练的方法；

3. 分析关节活动度训练、肌力耐力训练、平衡协调能力训练、步行训练及日常生活活动训练的注意事项。

能力目标

通过本项目的学习，学生应能够：

1. 根据老年人的具体情况，协助进行关节活动度训练、肌力耐力训练、平衡协调能力训练、步行训练及日常生活活动训练；

2. 为老年人设计合适的作业治疗项目并予以实施。

素养目标

通过本项目的学习，学生应能够：

1. 在为老年人进行康复训练的过程中，提高老年人的兴趣与积极性；
2. 鼓励老年人主动参与到康复训练当中；
3. 在为老年人进行康复训练的过程中，保证个人与老年人的安全。

　　康复护理的对象都存在着不同程度的功能障碍，严重地影响其日常生活活动和就业能力。按照康复的观念，康复护理要考虑如何使患者的功能尽快恢复的问题。若是一个急性期的脑卒中患者，常常有肢体的瘫痪或痉挛，则要考虑如何促进肌力恢复、如何让患者的肢体处于一种抗痉挛的体位，包括健侧卧、患侧卧和仰卧位时肢体如何摆放等问题，同时还要考虑针对性地预防各种并发症，如患手肿胀、患肩疼痛、肩关节半脱位、患足下垂等一系列预防性康复要解决的问题。为此，康复护理的过程必须是通过教育、指导和训练患者，使患者充分发挥功能上的潜力和个人的主动性，学习新的技能和生活方式，逐步提高自我功能独立性，最大限度地完成日常生活自理。

　　日常生活活动训练包括衣、食、住、行、个人卫生处理、社交等。康复人员为有自理缺陷的人提供的专业护理就是康复护理技术。通过这种康复护理技术的指导护理，使其具备维持生命、日常生活自理的能力，由被动地接受他人的护理变为自己照料自己的自我护理。康复护理的全过程是使康复患者变被动护理为主动自我护理，提高和改善其日常生活活动能力水平，从而早日回归家庭和社会。本项目介绍常用的康复护理技术。

任务一

关节活动度训练

情境导入

　　刘爷爷，62岁，退休工人，1个月前除草时不慎跌倒，肩部受外伤，查体：患肩前屈、外展、旋前、旋后因疼痛受限，三角肌轻度萎缩，医院诊断：外伤后肩周炎。

任务描述

分析刘爷爷关节活动度训练方法及注意事项是什么。

相关 知识

一、关节活动度训练的意义

人体各个部位的关节有着不同的形态和功能，它们容易受到外伤和疾病的影响，因此，关节活动度受限是临床康复中比较常见的问题。如肩周炎患者手不能上举梳头、后伸穿衣等，造成日常生活活动发生困难。脑血管意外、脊髓损伤、脑性瘫痪、骨折及长期卧床等都会出现关节活动度受限，严重影响人体正常功能的发挥。针对并改善这一问题的关节活动度训练是康复护理中最基本、最常见的方法。

关节活动度的恢复训练是以维持正常或现存关节活动度和防止挛缩、变形为目的，依靠肌肉主动收缩运动或借助他人、器械或自我肢体辅助来完成的一种训练方法。通过关节活动度训练，能促进局部血液循环，松懈粘连组织，预防关节周围软组织挛缩及关节僵硬，改善和维持关节活动度，提高患者生活自理能力和生活质量。

二、关节活动度训练的常用方法

（一）体位设计

由于疾病的性质不同，需要根据患者具体情况设计不同的体位。在伴有剧烈疼痛的情况下，往往采取能够缓解疼痛的体位；偏瘫患者的早期应从防止和缓解关节痉挛的角度出发，往往设计与功能位不相符合的临时性体位，称为良肢位（详见项目四中的任务一）。但无论原因如何，只要有发生关节挛缩的可能性，早期就应置该关节于功能位，即当肢体处于某个位置上能够很快做出不同动作的体位。肢体各个关节都有各自的功能位，一般为关节活动度的中间位置，该位置可以使肌肉萎缩和关节囊的挛缩粘连处于最低限度，因而最容易恢复。对于关节活动受限不可逆转的患者，应重点考虑有利于日常生活的体位。一般认为，髋关节屈曲 $20°$、外展 $10°$、外旋 $10°$的体位即使发生强直，也能步行和取坐位，而如果呈内旋或内收位固定则不能完成步行和坐位。膝关节功能位为屈曲 $20°$；踝关节功能位为跖屈 $10°$（或 $0°$）；肩关节功能位为外展 $45°$并屈曲 $45°$；肘关节功能位为屈曲 $90°$；腕关节功能位为背伸 $10°\sim30°$，手指呈对掌位对其功能最为有利。

（二）被动运动

被动运动指采用被动或电刺激的方式诱发肌肉收缩或活动，以预防肌肉萎缩或粘连。

对于运动功能障碍的患者，为了预防关节挛缩和尽早使患者体会正常的运动感觉，在早期进行被动的关节活动度维持训练是非常有必要的。

1. 徒手训练

徒手训练适用于肌力在 3 级以下患者。患者完全不用力，全靠外力来完成运动或动作。外力主要来自康复治疗师、患者健肢或各种康复训练器械。被动训练的目的是增强瘫痪肢体本体感觉、刺激屈伸反射、放松痉挛肌肉、促发主动运动；同时牵张挛缩或粘连的肌腱和韧带，维持或恢复关节活动度，为进行主动运动作准备。主要程序为：

（1）患者舒适、放松体位，肢体充分放松。

（2）按病情确定运动顺序。由近端到远端（如肩到肘，髋到膝）的顺序有利于瘫痪肌的恢复，由远端到近端（如手到肘，足到膝）的顺序有利于促进肢体血液和淋巴回流。

（3）固定肢体近端，托住肢体远端，避免替代运动。

（4）动作缓慢、柔和、平稳、有节律，避免冲击性运动和暴力。

（5）操作在无痛范围内进行，活动范围逐渐增加，以免损伤。

（6）用于增大关节活动度的被动运动可出现酸痛或轻微的疼痛，但可耐受；不应引起肌肉明显的反射性痉挛或训练后持续疼痛。

（7）从单关节开始，逐渐过渡到多关节；不仅是单方向的，而且应有多方向的被动活动。

（8）患者感觉功能不正常时，应在有经验的康复治疗师指导下完成被动运动。

（9）每一动作重复 10～30 次，2～3 次/天。

以下介绍各主要关节的训练方法：

【上肢被动运动】

（1）肩关节被动屈伸训练。（见图 3-1-1）

1）屈：患者取仰卧位；康复人员一手固定其肘部或肩部，另一手握其腕部；使患者举手向上过头，肘要伸直；最后还原。

2）伸：患者取侧卧位；康复人员一手放肩部，另一手持腕向后拉；然后还原。

（2）肩关节被动外展、内收训练。（见图 3-1-2）

1）外展：患者取仰卧位；康复人员一手持其肘上部，另一手持其腕；将上肢伸向外侧，要达到全面的外展，必须有肱骨外旋以及肩胛骨上旋。

2）内收：患者取仰卧位；康复人员一手持其肘上部，另一手持其腕；将上肢收到身体侧面。

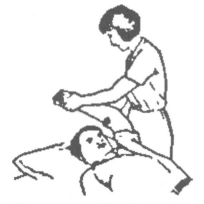

图 3-1-1　肩关节被动屈伸训练

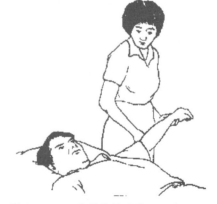

图 3-1-2　肩关节被动外展、内收训练

（3）肘关节被动屈伸练习。（见图 3-1-3）

患者取仰卧位；康复人员一手固定其上臂，另一手持其腕，使患者肘关节屈曲和伸展。

（4）前臂被动旋前、旋后训练。（见图 3-1-4）

患者取仰卧位，康复人员一手固定其肘上部，另一手持其腕，将患者掌心对着自己的脸（旋后）；然后转动手，使其手背向着自己的脸（旋前）。

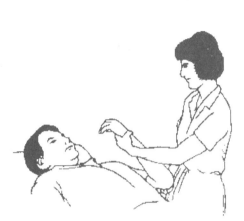

图 3-1-3　肘关节被动屈伸练习

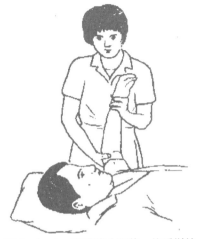

图 3-1-4　前臂被动旋前、旋后训练

（5）腕关节被动屈伸训练。（见图 3-1-5）

患者取仰卧位，使其屈肘；康复人员一手固定其腕部，另一手握其手掌，使其做腕关节的屈曲和背伸运动。

（6）指关节被动屈伸训练。（见图 3-1-6）

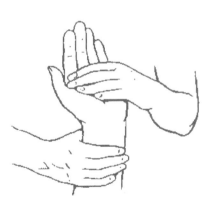

图 3-1-5　腕关节被动屈伸训练

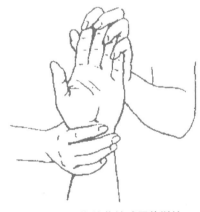

图 3-1-6　指关节被动屈伸训练

患者取仰卧位，使其屈肘，前臂靠于康复人员身上；康复人员一手握其 4 指，另一手握其拇指，使其屈曲，再使其伸直；然后分别运动其他 4 指。

【下肢被动运动】

（1）髋关节被动屈伸训练。（见图 3-1-7）

1）屈：患者取仰卧位，膝关节伸直；康复人员一手扶其踝关节，另一手按其膝关节上部，做髋关节屈曲；此时如另一腿不能保持贴在床上，则可用另一手压住，或由另一人压住，以便髋屈曲到尽量大的范围，然后还原。

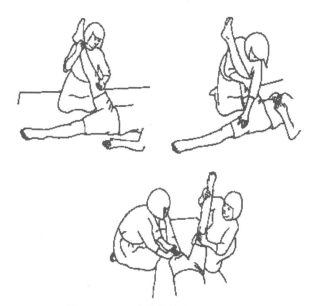

图 3-1-7 髋关节被动屈伸训练

2）伸：患者取侧卧位，康复人员一手托其股，另一手握住踝部，向后拉。

（2）髋关节被动外展、内收训练。（见图 3-1-8）

患者取仰卧位，膝伸直；康复人员一手托其踝，另一手持其腘窝处，使其下肢外展，然后向对侧推，越过身体中线后做内收。

注意：勿使对侧下肢抬起或转动。如此时另一下肢跟着运动，改为一手托腘窝处做外展，另一只手压住另一下肢再将股内收。

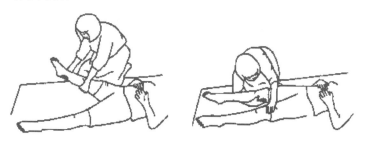

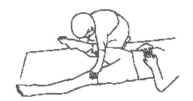

图 3-1-8 髋关节被动外展、内收训练

（3）膝关节被动屈伸训练。（见图 3-1-9）

患者取俯卧位，康复人员一手压其腘窝处，另一手托其踝关节，使膝关节屈曲，然后伸直。

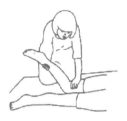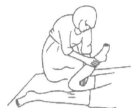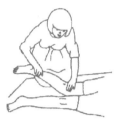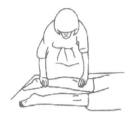

图 3-1-9 膝关节被动屈伸训练

（4）被动髋屈、膝屈训练。（见图 3-1-10）

患者取仰卧位，康复人员一手托其腘窝处，另一手持其踝，做屈髋、屈膝动作。此时如另一侧下肢抬起或移动，改为一手放于腘窝处使其做屈髋、屈膝，另一手压住另一侧膝关节，然后还原。

（5）踝关节被动背屈、跖屈练习。（见图 3-1-11）

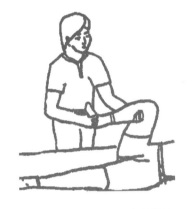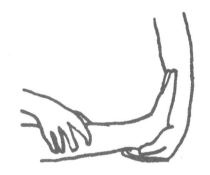

图 3-1-10 被动髋屈膝屈训练　　　　图 3-1-11 踝关节被动背屈跖屈练习

患者取仰卧位，康复人员一手托其踝，另一手拉足跟，使其足背屈；然后一手托其踝，另一手下压足背，使其做跖屈。

以上被动运动训练均应在双侧分别进行。

2. 关节牵引

关节牵引是应用力学中作用力与反作用力的原理，通过器械或电动牵引装置，使关节和软组织得到持续的牵伸，从而达到复位、固定，解除肌肉痉挛和挛缩，减轻神经根压迫，纠正关节畸形的目的。

牵引的治疗作用主要为：

（1）解除肌肉痉挛，改善局部血液循环，缓解疼痛。

（2）松懈组织粘连，牵伸挛缩的关节囊和韧带，矫治关节畸形，改善或恢复关节活动度。

（3）增大脊柱的椎间隙和椎间孔，改变突出物（如椎间盘、骨赘）与周围组织的相互关系，减轻神经根受压，改善临床症状。

牵引根据牵引的部位可以分为颈椎牵引（见图 3-1-12）、腰椎牵引、四肢关节牵引，根据牵引的动力可分为徒手牵引、机械牵引、电动牵引，根据牵引持续的时间可分为间歇牵引和持续牵引，根据牵引的体位可分为坐位牵引、卧位牵引和直立位牵引。

3. 持续性被动运动

持续性被动运动（continuous passive motion，CPM）是利用机械或电动活动装置，在关节无痛范围内，缓慢、连续性活动关节的一种训练方法。这种装置一般由活动关节的托架和控制运动的机构组成，包括针对下肢、上肢，甚至手指等关节的专门设备。该装置可设定关节牵引的角度、速度、持续时间。通过持续性被动运动可以缓解疼痛，改善关节活动度，防止关节粘连和僵硬。

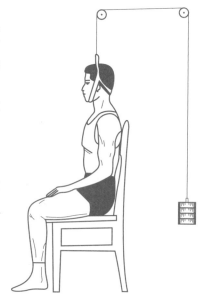

图 3 - 1 - 12　颈椎牵引

（三）助力运动

助力运动指借助外力辅助和患者主动肌肉收缩共同完成的肢体活动。外力包括器械（如滑轮）、他人或健侧肢体帮助。

助力运动适宜在患者肌力和关节活动度有所恢复时进行，能促使关节活动度进一步改善。

1. 徒手性助力运动

这是指在患者完成相应关节运动时给予适当的帮助，但更加强调患者的主动运动，以维持和改善关节活动度。

2. 器械练习

这是借助杠杆原理，利用器械为助力，带动活动受限的关节进行活动。应用时应根据病情及治疗目的，选择相应器械，如体操棒、火棒、肋木，以及针对四肢不同关节活动障碍而专门设计的练习器械，如肩关节练习器、肘关节练习器、踝关节练习器等。器械练习可以个人参加，也可以小组集体治疗，这样趣味性大，老年人很愿意参加。

3. 悬吊练习

悬吊练习利用挂钩、绳索和吊带将拟活动的肢体悬吊起来，使其在去除肢体重力的前提下进行主动活动，类似于钟摆样运动。悬吊练习的固定方法可以分为两种，一种为垂直固定，固定点位于肢体重心的上方，主要用于支持肢体；另一种是轴向固定，固定点位于关节的上方，主要是使肢体易于活动。

4. 滑轮练习（见图 3 - 1 - 13）

利用滑轮和绳索，以健侧肢体或沙袋帮助对侧肢体活动。

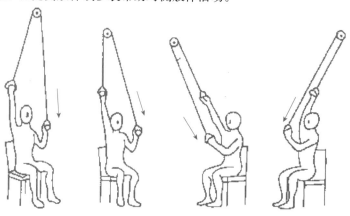

图 3 - 1 - 13　滑轮练习

5. 水中运动

借助水的浮力帮助患者完成关节助力运动，以改善关节活动度。

（四）主动运动

主动运动指患者主动独立完成，无外力辅助的肢体活动。

主动运动可以促进血液循环，具有温和的牵拉作用，能松懈疏松的粘连组织，牵拉挛缩不严重的组织，有助于保持和增加关节活动度。最常用的是各种徒手体操，一般根据患者关节活动受限的方向和程度，设计一些有针对性的动作，内容可简可繁，可以个人练习，也可以把有相同关节活动障碍的患者分组集体练习。主动运动适应面广，不受场地限制，但在重度粘连和挛缩时，治疗作用不太明显。

三、关节活动度训练的适应证与禁忌证

（一）适应证

1. 被动关节活动度练习

在患者昏迷、麻痹、主动活动疼痛加重、关节活动度受限等的情况下，需要通过被动运动改善关节和全身功能。

2. 主动和助力关节活动度练习

在患者可主动收缩肌肉，有或无辅助帮助下可活动该身体部位的情况下，可应用主动和助力关节活动度练习。当肌力较弱（低于3级）时，采用助力关节活动度练习；有氧练习时，多次重复的主动或助力关节活动度练习可以改善心肺功能。

3. 其他

以下情况下也可进行关节的主被动运动和助力运动：1）身体某一部位制动，为保证其上下部位的关节功能；2）长期卧床患者为避免循环不良、骨质疏松和心肺功能下降。

（二）禁忌证

（1）运动造成了该部位的新的损伤。

（2）运动有破坏愈合过程的可能。

（3）运动导致疼痛、炎症等症状加重时。

四、关节活动度训练的注意事项

（1）每个关节的活动均在各个轴面上进行，除特殊情况外，一般应完成全关节活动度的运动，并在最大角度时保持4s～5s。每个轴面的运动至少进行5～10遍，每日2次。

（2）康复人员应动作轻柔、缓慢，逐步增大活动范围，保证无痛，这对截瘫患者尤为重要，以防止过度用力出现骨折、肌肉拉伤等二次损伤。

（3）关节活动顺序应由近端至远端，从大关节至小关节依次进行。

（4）选择安全的环境、轻松的心情、舒适的体位及肢体对各个关节进行正确的运动。

（5）训练项目要尽量集中，避免频繁变动体位。

（6）对关节稳定性差的患者，应与肌力训练同时进行，特别是负重关节，以防止加重关节的不稳定性。

（7）关节有急性炎症、肿胀、骨折、异常活动时应中止训练。

同 步 训 练

分小组进行徒手关节活动度被动训练。

任务二

肌力与耐力增强训练

情境导入

周爷爷，78岁，患有冠心病、高血压等疾病，耐力较差，每次买菜回来上楼时都上气不接下气，医生嘱其进行耐力训练。

任务描述

如何帮周爷爷进行耐力训练?

相关 知识

各种肌肉骨骼系统病损以及周围神经病损，常导致患者的肌力减弱、肌肉功能障碍，并由此影响肢体运动功能。肌力训练的目的是运用各种康复训练的方法逐步增强肌肉力量和肌肉耐力，改善肢体运动功能;同时肌力训练具有预防各种骨关节疾病及术后患者的肌肉萎缩、促进肌肉功能恢复的作用。

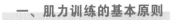

一、肌力训练的基本原则

1. 抗阻训练原则

抗阻训练是指患者进行对抗阻力的活动。阻力可来自器械或他人，以提高肌力和肌肉耐力。

训练中施加阻力是增强肌力的重要因素。若在无阻力的情况下训练，则达不到增强肌力的目的。阻力主要来自肢体本身的重量，肌肉在移动过程中所受到的障碍，外加的阻力等。因此，当肌力在 3 级以上时，应考虑采用抗阻训练的方法，只有这样才能达到增强肌力的目的。

2. 超量恢复原则

超量恢复是指肌肉或肌群经过适当的训练后，产生适度的疲劳。肌肉先经过疲劳恢复阶段，然后达到超量恢复阶段。在疲劳恢复阶段，训练过程中消耗的能源物质、收缩性蛋白质、酶蛋白恢复到运动前水平；在超量恢复阶段，这些物质继续上升并超过运动前水平，然后又逐渐降到运动前水平。所以，当下一次训练在前一次超量恢复阶段进行，就能以前一次超量恢复阶段的生理生化水平为起点，起到巩固和叠加超量恢复的作用，逐步实现肌肉形态的发展及功能的增强。

按照肌肉练习的超量恢复原则，在训练时应该注意以下几个方面：

（1）肌肉训练时要引起一定肌群的适度疲劳：因为无明显的肌肉疲劳也就无超量恢复出现，肌肉训练就难以取得明显的效果。

（2）增强肌力需要肌肉在一定的负荷下做功：所给的负荷应略高于现在的肌力水平，或至少相当于使肌肉产生最大强度收缩所需负荷的 60%，并持续 6 周才可取得明显的效果。

（3）肌肉训练要掌握适宜的训练频度：尽量使后一次训练在前一次训练后的超量恢复阶段内进行。训练间隔时间太短，肌肉疲劳尚未完全恢复，继续训练将加重疲劳，会引起肌肉劳损；间隔时间太长，超量恢复已消退，无法巩固和叠加超量恢复，使肌力得不到增强。因此，合理的训练频度应为每天 1 次或隔天 1 次。

3. 肌肉收缩的疲劳度原则

肌肉收缩的疲劳度原则是训练时使肌肉感到疲劳但不应过度疲劳的原则，也是控制超常负荷不至于过度的一个主观限制指标。过度疲劳的表现为运动速度减慢、运动幅度下降、肢体出现明显的不协调动作或主诉疲乏劳累。一旦出现以上情况，应立即停止训练。另外，在肌力增强训练后，却反而出现了肌力下降的现象，表明前段的训练强度过大，肌肉出现了过度疲劳，此时应减少运动强度或停止训练一段时间。

二、肌力训练的方法

（一）被动运动训练

肌力评估在 0～1 级时，患者无法支配自己的肌肉收缩，需完全由康复人员徒手或使用器械对肌肉进行刺激，应用推、捏、揉、拿等进行传递神经冲动的练习，以延缓肌肉萎缩和引起瘫痪肌肉的主动收缩。

（二）传递神经冲动训练

传递神经冲动训练是治疗师引导患者作主观努力，通过意念的方式，尽力去引发瘫痪肌肉的主观收缩。此时大脑皮质运动区发放的神经冲动，通过脊髓前角细胞向周围传递，从而使瘫痪肌肉逐渐恢复功能。这种主观努力可以活跃神经轴突流，增强神经营养作用，促进神经本身的再生。此训练适用于肌力为0~1级的患者。

（三）助力运动训练

肌力评估在1~2级时，患病肢体本身不能完成一个动作，可以采用助力运动训练方法，即在肌肉收缩的同时给予外力的帮助，使其完成较大范围的肌肉和关节运动。助力可以由康复人员，也可以由患者的健侧肢体，还可以利用特殊器械提供。注意助力不等于包办，必须患者自己先尽力，防止以被动运动代替助力运动。助力运动训练包括徒手助力运动、悬吊助力运动、浮力助力运动等，见图3-2-1。

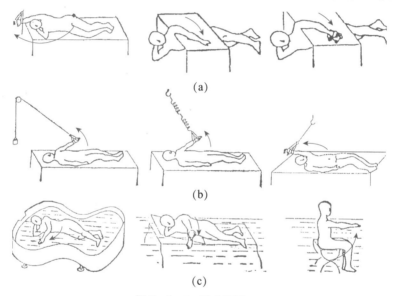

图3-2-1　助力运动

1. 徒手助力运动

不借用其他治疗器械，治疗师手法操作辅助患者进行主动运动。随着患者主动运动能力的改善，治疗师的辅助要逐渐减少。例如：当股四头肌肌力为2级时，让患者侧卧位，训练侧下肢在下方，膝关节屈曲，治疗师面向患者站立，一手托起上方下肢，让患者主动伸展下方下肢的膝关节，同时治疗师的另一只手在下肢小腿后稍加辅助力量。随着肌力的改善，随时对辅助量进行精细调节，以增强训练效果。此训练方法的缺点是治疗师与患者呈一对一的训练模式，比较费时费力。

2. 悬吊助力运动

利用绳索、挂钩、滑轮等简单装置，将运动的肢体悬吊起来，以减轻肢体的自身重量，然后在水平面上进行主动运动。训练时可利用变化的体位和不同位置的滑轮、挂钩等设计出各种各样的训练方法。如训练股四头肌时，患者侧卧，患侧肢体在上，在膝关节垂直方向的上方置一挂钩，另一端在踝关节处固定，用绳索悬吊使小腿悬空，让患者完成膝关节的全范围屈伸运动，动作宜缓慢、充分，避免下肢出现借助惯性做钟摆样动作。训练时治疗师要帮患者固定大腿，以防止摇摆，降低训练效果。随着肌力的改善，及时调节钩的位置、改变运动面的倾斜度、用手指稍加阻力或用重锤作阻力，以增加训练难度，见图 3-2-2。

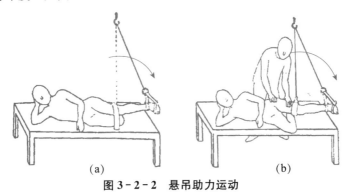

(a) (b)

图 3-2-2 悬吊助力运动

3. 滑面上助力运动

在光滑的板面上利用撒滑石粉或固定小滑车等方法，减少肢体与滑板之间的摩擦力，进行滑板上的辅助训练；也可以通过垫毛巾或加大滑板的倾斜度等方法，加大肢体与滑板之间的摩擦力，在滑板上做滑动训练。此训练是在克服一定的阻力下进行的，训练的难度高于徒手和悬吊助力训练，见图 3-2-3。

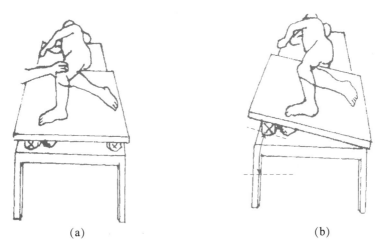

(a) (b)

图 3-2-3 滑面上助力运动

4. 滑车重锤的助力运动

以上 3 种运动均是在水平面上进行的，而滑车重锤训练是在垂直面上利用滑车、重锤来减轻肢体的自身重量进行的。此方法主要适用于髋、膝、肩等大关节的肌力训练，不能用于手指、腕、肘和踝等关节的肌力训练，见图 3-2-4。

5. 浮力助力运动

这是在水中进行的一种助力运动，利用水对肢体的浮力或漂浮物来减轻肢体重力的影响，进行助力运动，见图 3-2-5。

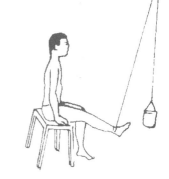

图 3-2-4 滑车重锤的助力运动

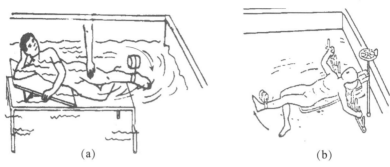

(a)　　　　　　　　　　　　　　　　　(b)

图 3-2-5　浮力辅助主动运动

（四）主动运动训练

主动运动训练是指患者运动时既不需要助力，亦不用克服外来阻力的训练，见图 3-2-6。肌力评估达到 3 级时，要鼓励患者主动用力来进行训练。主动运动训练对肌肉、关节和神经系统功能恢复作用明显，方法多样，便于操作，因此应用广泛。

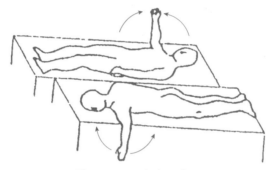

图 3-2-6　主动运动

（五）抗阻运动训练

肌力评估在 4 级时，此时肌肉不但能够抗自身重力，还能抗阻力运动。此运动主要是靠康复人员徒手或利用康复运动器械增加阻力，来促进肌纤维增粗，对恢复肌肉的形态和功能具有良好的疗效。

1. 根据阻力产生方式分类

抗阻运动训练根据阻力产生方式可分为徒手抗阻力主动运动和利用康复运动器械抗阻力主动运动。

（1）徒手抗阻运动。

阻力的方向总是与肌肉收缩使关节发生运动的方向相反，阻力通常加在需要增强肌力的肌肉附着部位远端，这样，较少的力量即可产生较大的力矩。加阻力的部位，要根据患者的状况来定。例如：当股四头肌肌力达到 4 级时，可在小腿的位置施加阻力（见图 3-2-7 (a)），当肌力比 4 级稍强时，可以在踝关节处施加阻力（见图 3-2-7 (b)）；当肌力未达到 4 级时，可在小腿 1/3 处施加阻力（见图 3-2-7 (c)）或用两个手指的力量施加阻力（见图 3-2-7 (d)），加阻力时不可过急，宜缓慢，使运动中的肌肉收缩时间延长，一次动作 2～3s 完成，开始时在轻微阻力下主动运动 10 次，然后加大阻力，使肌肉全力收缩活动 10 次。训练时，对骨折患者要注意加阻力的部位和保护骨折固定的部位，阻力也不要过大，以免影响骨折恢复。

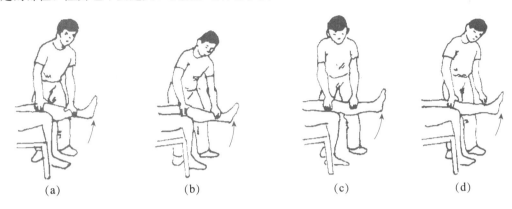

(a) (b) (c) (d)

图3-2-7 徒手施加阻力的部位

（2）利用康复运动器械抗阻力主动运动。

例利用哑铃、沙袋、滑轮、弹簧、重物、摩擦力等作为运动的阻力，施加阻力的大小、部位及时间应根据患者的肌力大小、运动部位进行调节。例如：直接用手拿重物（见图3-2-8（a）手持杠铃）或把重的东西系在身体某部位（见图3-2-8（b）荷重鞋、（c）腰挂重物（d）肩挂重物）进行练习。再如：膝伸展动作时，将重锤与滑轮固定在小腿上进行练习，见图3-2-9（图（a）、（b）分别为仰卧位和坐位抗阻运动方法）。

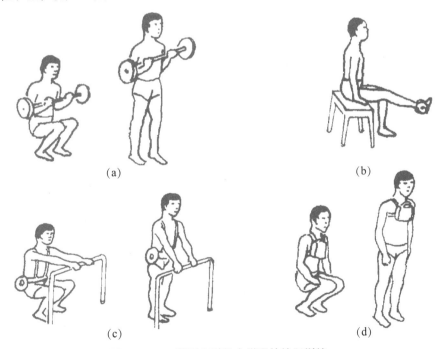

(a) (b)

(c) (d)

图3-2-8 股四头肌肌力增强的抗阻训练

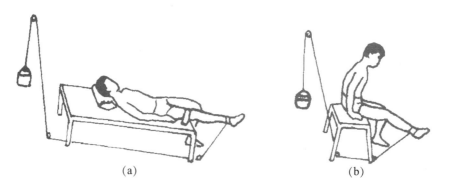

图 3-2-9　利用重锤与滑轮的膝关节抗阻运动

2. 根据肌肉收缩类型分类

抗阻运动训练根据肌肉收缩类型可分为等长抗阻训练、等张抗阻训练和等速抗阻训练。

（1）等长抗阻训练。

等长抗阻训练也称为静力性训练，是指肌肉抗阻静态收缩，不引起关节活动，是一种操作简单而有效的肌力增强方法。

1）基本方法：使肌肉在对抗阻力下进行无关节运动仅维持其固定姿势收缩的训练，这种训练不能使肌肉缩短，但可使其内部张力增加。如髌骨骨折石膏固定后，下肢处于伸直位，可让患者主动收缩股四头肌，见图 3-2-10（图（a）为股四头肌的等长收缩运动，图（b）为俯卧位下臀大肌的等长收缩运动）。

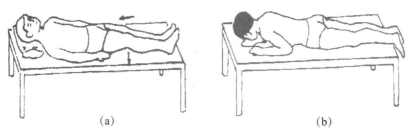

图 3-2-10　肌肉在固定情况下的等长收缩训练

2）"tens"方法：即每次肌肉收缩 10s 后休息 10s，重复 10 次为一组训练，每次训练 10 组，可在关节处于不同角度时进行，这种训练方法对肌力恢复更为有效。

3）多角度等长训练（multi-angle isometric exercise，MIE）：为克服等长收缩的角度特异性，扩大等长训练的作用范围，可在整个关节活动度内，每隔 20°～30° 做一组等长收缩，使关节处于不同角度时肌力都有所增长。多角度等长训练可采用"tens"方法，即每隔 20°～30° 选择一个角度，每个角度都用力收缩 10s，休息 10s，重复用力收缩 10 次，共训练 5～10 个角度（根据不同的关节而定）。用力收缩时，开始 2s 迅速达到所需的力矩值，然后保持该力矩值 6s，最后 2s 逐渐放松。

4）训练形式：徒手等长收缩，即受训肢体不承担负荷，而保持肌肉的等长收缩活动；肌肉固定训练，适用于固定在石膏中的肢体，肌肉收缩时不能引起关节的任何运动；利用器具，即利用墙壁、地板、平行杆、肋木和床等固定不动的器械和物品，保持肢体肌肉的等长收缩训练。

（2）等张抗阻训练。

等张抗阻训练也称为动力性训练，是指肌肉抗阻动态收缩，引起关节活动。此法可改善肢体的血液循环，提高肌肉运动的神经控制，有效地增强肌力，临床上应用较多。

1）基本方法：举哑铃、砂袋等；通过滑轮及绳索提起重物；拉弹簧、弹力带等；专门的器械训练；将自身重量作为负荷，进行俯卧撑、下蹲起立等练习，见图3-2-11。其特点是负荷量不变，但由于运动中肢体杠杆位置的改变，阻力和肌力作用于关节旋转中心的力臂会有改变，而这两者的改变不一致，所以当肌肉收缩处于相对不利的条件下时，可使其抗阻能力下降，因而影响训练效果。

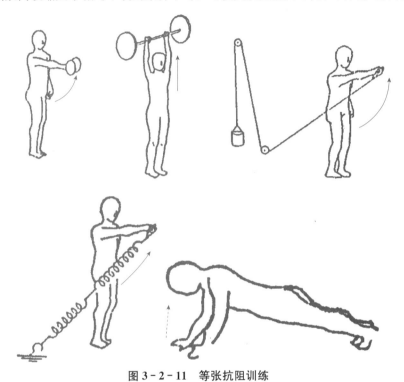

图3-2-11 等张抗阻训练

2）渐进性抗阻训练法：即逐渐增加阻力进行训练。此法采用大负荷、少重复的原则。每次训练3组，重复10次，各组间休息1min。第1、2、3组训练所用阻力负荷依次为10RM的50%、75%、100%。即第1组运动强度为50%的10RM，重复10次，休息1min；第2组运动强度为75%的10RM，重复10次，休息1min；第3组运动强度为10RM，重复10次。每周复测10RM值，并相应调整负荷量，使肌力增强训练更为有效。

3）训练形式：等张抗阻训练可以是离心的、向心的或两者都有，即阻力可在肌肉伸长或缩短时施加。向心性或离心性收缩可用徒手或器械阻力，依患者的肌力和功能需要，大部分等张抗阻训练同时包括向心或离心训练。在早期训练中，肌力很弱时，最适合采用轻度徒手抗阻的离心性收缩。当肌力改善时，可加用徒手抗阻的向心性收缩训练。当患者持续进步时，可采用机械抗阻的向心性或离心性收缩训练。离心性训练比向心性训练更容易产生迟发型肌肉疼痛，一般认为肌肉伸长抗阻比缩短抗阻更易导致肌纤维和相关组织微创伤。适当的、渐进性的等张抗阻练习能减少或防止迟发的肌肉疼痛。

4）短暂最大负荷练习法：是一种等张和等长训练相结合的肌肉训练方法。即在抗阻力等张收缩后维持最大等长收缩5s～10s，然后放松，重复5次，每次间隔20s，每次增加负荷0.5kg。等长收缩不能维持5s～10s者，则不加大负荷。

（3）等速抗阻训练。

等速抗阻训练是在专门的等速训练器上获得恒定的角速度，即训练中运动速度不变，但遇到的阻力随用力程度而变化，以使运动肢体的肌张力保持最佳状态的肌力训练方法。使用时，预先设定适宜的运动速度，使肢体自始至终都在恒定的速度下运动，肌肉收缩产生的运动力矩由训练器产生同样大小的阻抗力矩加以抗衡，它克服了一般等张训练时肢体杠杆位置改变的不足。它可以改善肢体的血液循环和关节软骨营养、增强肌力、预防和治疗肌肉萎缩、维持和改善关节活动度，并能对运动量作出科学的信息反馈，被认为是目前大肌群肌力训练的最佳方式。可根据肌力恢复程度的不同，选择不同的训练模式，对 3 级以上肌力可选用向心性肌力训练和离心性肌力训练；对 3 级以下肌力，可先在持续被动活动（continuous passive motion，CPM）模式下进行助力运动。

（五）肌肉耐力训练

肌力训练的同时具有部分肌肉耐力训练的作用，但两者在训练方法上有所不同。为了迅速发展肌力，要求在较短的时间内对抗较重负荷，重复次数较少；而发展肌肉耐力则需在较轻负荷下，在较长时间内多次重复收缩。临床上常将肌力训练与耐力训练结合起来进行训练，从而使肌肉训练更为合理。肌肉耐力训练的主要方法如下：

1. 散步

散步宜在优美环境下进行。全身放松，以缓慢的速度步行，每次持续约 30min，运动强度小。散步适用于高血压、溃疡病、神经衰弱及其他慢性病患者。

2. 医疗步行

医疗步行是在平地或适当的坡道上作定距离、定速度的步行，中途作必要的休息，按计划逐渐延长距离，中间可加插爬坡或登台阶，每日或隔日进行 1 次，运动强度中等。医疗步行适用于冠心病、慢性支气管炎、肺气肿、糖尿病、肥胖等患者。

3. 慢跑

慢跑又称健身跑，跑步时全身肌肉放松、稍挺胸、两臂自然摆动、膝关节稍弯曲、全脚掌着地，当心率增快至需要频率时，再维持一定时间。开始练习健身跑的患者可进行间歇跑或短程健身跑，以后逐渐改为常规健身跑。慢跑运动强度较大，适用于年龄不太大，心血管功能较好，有一定锻炼基础的患者。

4. 骑车

骑车可以分为室内和室外两类。室内主要是采用功率自行车（见图 3－2－12），其优点是不受气候和环境的影响，运动时可以方便地监测心电和血压，安全性好，运动负荷容易掌握和控制；其缺点是比较单调和枯燥。室外骑车的兴趣性较好，缺点是负荷、强度不易准确控制，容易受外界环境的影响或干扰，发生跌倒损伤或意外的概率较高。室外骑车包括无负重骑车和负重骑车，室外无负重骑车的强度较低，所以往往需要增加负重，以增加强度。下肢功能障碍者可采用手臂功率车的方式进行上肢耐力性锻炼，也可将上下肢踏车结合起来训练。训练时踏板转速40～60r/min时肌肉的机械效率最高。

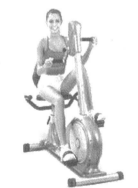

图 3－2－12　功率自行车

5. 游泳

游泳的优点是运动时水的浮力对肌肉和关节有很好的减压作用，对关节和脊柱的减重，有利于骨关节疾病和脊柱病患者的锻炼。由于水对胸腔的压力，有助于增强心肺功能。水温低于体温，水中运动的体温散发高于陆上运动，有助于肥胖患者消耗额外的能量。温水游泳池的水温及水压对肢体痉挛有良好的解痉作用，这类患者有时在陆上无法运动，但在水中可以进行耐力训练。缺点是需要专用水浴场地，保证水质安全卫生，费用较高；运动环境和强度变异较大，所以要特别注意观察患者反应。运动前应在陆上有充分的准备活动。

6. 有氧舞蹈

有氧舞蹈指迪斯科、中快节奏的交谊舞（中快三步或四步等）、韵律操等，活动强度可以达到3～5MET。其优点是兴趣性好，患者乐于接受并坚持；缺点是由于情绪因素明显，运动强度有时难以控制，对于心血管患者应注意加强监护。

进行耐力训练时应注意：训练前要进行必要的体格检查，特别是心血管系统和运动器官的检查，以免发生意外或损伤；训练要循序渐进，切忌急于求成，超量训练；跑前做好准备活动，跑后做适当放松运动，避免突然开始或突然停止。

三、肌力与耐力训练的注意事项

（1）合理选择训练方法。增强肌力的效果与选择的训练方法直接有关。训练前应先评估训练部位的关节活动度和肌力情况，根据评估结果选择训练方法（见表3-2-1）。

表3-2-1　　　　　　　　　　　肌力训练方法的选择原则

肌　力	训练方法	训练目标
0～1级	神经肌肉电刺激，被动运动	诱发主动肌肉收缩，避免肌肉萎缩； 保持关节活动度，避免挛缩和粘连； 促进运动神经功能恢复
2～3级	助力运动	促使肌力达到3级，产生功能性关节主动活动
3级	主动运动	促使肌力达到4级
4～5级	抗阻运动，等速运动	促使肌力和肌肉耐力恢复正常；提高心肺功能和耐力

（2）正确掌握运动量与训练节奏，每次肌肉训练应引起一定的肌肉疲劳，同时应有一定的休息，根据患者训练情况及时调整运动量。

（3）由于神经系统疾病的早期，肌痉挛同时伴有肌力下降，此时主要解决的是肌痉挛问题，不应强调单个肌肉的肌力训练，以免加重肌痉挛；在疾病的恢复期或后遗症期，则需同时重视肌力的训练，以多肌肉运动或闭链运动方式为主。

（4）应在无痛和轻度疼痛范围内进行训练，如果最初训练引起肌肉的轻微酸痛，则属正常反应，一般次日即可自行恢复。如肌力训练引起患者训练肌肉的明显疼痛，则应减少运动量或暂停。疼痛不仅增加患者不适，而且也难以达到预期训练效果。待查明原因，进行临床治疗后再进行训练。

（5）各种训练方法相结合，灵活运用各种不同训练方法进行训练，以提高训练效果。

（6）抗阻训练时，阻力应从小到大，在活动范围的起始和终末施加最小的阻力，中间最大；要有足够的阻力，但不要大到阻止患者完成活动。

（7）充分调动患者的积极性，因为肌力训练的效果与患者的主观努力程度关系密切。训练前应使患者了解训练的作用和意义，训练中经常给予语言鼓励并显示训练的效果，以提高患者的信心和积极性。

（8）掌握肌力训练的适应证和禁忌证，尤其是心血管疾病患者、老年人、体弱者等高危人群，应在治疗师指导下训练，密切观察患者的情况，严防意外发生。

分小组进行肌力与耐力训练。

任务三

平衡与协调能力训练

情境导入

  吴奶奶，66岁，脑梗死后遗留右侧肢体偏瘫，右上肢抬举费力，右下肢可在床面水平挪动，可独自坐位，日常生活不能自理。

任务描述

如何协助吴奶奶进行平衡与协调能力的训练？

相关知识

一、平衡与协调能力训练的意义

  平衡功能是指在不同的环境和情况下，自动调整姿势，维持身体稳定的过程。为使活动能够平稳准确，则必须具有良好的协调能力。因此，平衡与协调功能共同维持着人体的正常活动。

  当人体进行正常活动时必须具备平衡与协调能力，如出生数月的婴儿试图抬头、坐或站立时，面临的第一个问题就是平衡。对于一些脑卒中、帕金森病患者面对的问题也是如此。康复人员需要有父母般的耐心训练患者恢复平衡能力。

二、平衡能力训练的原则

（一）安全性原则

安全性原则是平衡训练的首要原则，训练中要注意从前面、后面、侧面或在对角线的方向上推或拉患者，让他达到或接近失衡点；要在密切监控下进行以防意外发生，但不能扶牢患者，否则患者因无须作出反应而失去效果；一定要让患者有安全感，否则因害怕而诱发全身痉挛出现联合反应，加重病理模式。

（二）循序渐进的原则

1. 从静态平衡到动态平衡

患者只有从静态平衡逐步过渡到动态平衡，才有可能在坐位或立位的姿势下，灵活自如地完成日常的生活动作。

2. 支撑面积由大到小

训练中的支撑面积要由大到小来进行训练，即从最稳定的体位通过训练逐步过渡到最不稳定的体位。例如，患者先进行仰卧位的平衡训练，逐步过渡到前臂支撑下的俯卧位，再到肘膝跪位、半跪位，最后至站立位；或从双足站立到单足站立再到足尖站立位等，逐步加大平衡训练的难度。

3. 身体重心逐步由低到高

治疗师可以通过改变患者的训练体位来变换身体重心的高度，例如平衡训练，初期可在仰卧位下进行，逐步进展至坐位，到手膝位、双膝跪位，再进展至立位等，身体的重心随着训练体位的改变而逐渐提高，进而平衡训练的难度也将逐步加强。

4. 在注意下保持平衡和在不注意下保持平衡的训练

例如训练前先告诉患者在被推动时保持平衡，然后可在患者不注意的情况下突然发力推动患者，并要求患者继续保持平衡。注意外力应由小到大，避免引起患者跌倒摔伤。

5. 训练时从睁眼到闭眼

视觉对平衡功能有补偿作用，因而开始训练时，要求患者在睁眼状态下进行，当患者平衡功能改善后，增加训练难度，在闭眼状态下进行训练。

（三）平衡训练的顺序

1. 系统地有顺序地进行

坐位平衡→爬行位平衡→双膝跪位→立位平衡。

2. 从容易做的动作开始

最稳定体位→最不稳定体位；人体支撑面积由大→小；身体重心由低→高；静态平衡训练→动态平衡训练；睁眼下训练→闭眼下训练；无头颈参与活动→有头颈参与活动。

（一）仰卧位训练

仰卧位训练是主要适合于偏瘫患者的训练。平衡训练的主要内容是躯干的平衡训练，所采用的训练方法主要是桥式运动。（详见项目四）

（二）前臂支撑下俯卧位训练

这主要适合截瘫患者，是上肢和肩部的强化训练及持拐步行前的准备训练。

1. 静态平衡训练

患者取俯卧位，前臂支撑上肢体重，保持静态平衡（见图 3-3-1）。开始时保持的时间较短，随着平衡功能的逐渐改善，当患者静态平衡保持的时间达到 30min 后，可以进行动态平衡训练。

2. 动态平衡训练

（1）自动态平衡训练：患者取俯卧位，前臂支撑上肢体重，治疗师嘱患者自己向各个方向活动并保持平衡，注意在患者旁边保护。

（2）他动态平衡训练：患者取俯卧位，前支撑上肢体重，治疗师可以向各个方向推动患者的肩部，使

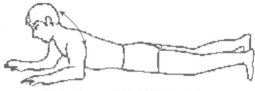

图 3-3-1　前臂支撑下俯卧位

其失去静态平衡后，又能够恢复到平衡的状态，然后逐步增加推动的力度和范围。训练开始时推动的力量要小。

（三）坐位平衡训练

1. 长坐位平衡训练

患者可以根据自身残疾情况，选择最舒适的坐姿。临床中截瘫患者多采用长坐位（即髋关节屈曲 90°，双下肢伸直，见图 3-3-2）和端坐位进行平衡维持训练。长坐位的平衡训练，主要包括静态平衡训练和动态平衡训练。

（1）静态平衡训练。

患者取长坐位，坐于体操垫或治疗床上。在患者前方放一姿势矫正镜，患者和治疗师可随时调整坐位的姿势，待患者能够独立保持静态平衡半小时后，再按顺序进行训练。

（2）动态平衡训练。

1）自动态平衡训练：患者取长坐位，坐于体操垫或治疗床上。可以让患者向左右或前后等各个方向倾斜，

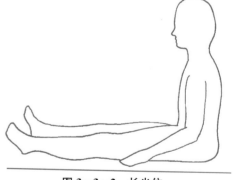

图 3-3-2　长坐位

躯干向左右侧屈或旋转，或双上肢从前方或侧方抬起至水平位，或抬起举至头顶，并保持长坐位平衡。当患者能够保持一定时间的平衡后，就可以进行抛球、接球训练，以进一步增加患者的平衡能力，也可以增加患者双上肢和腹背肌的肌力和耐力。进行抛球训练时要注意从不同的方向给患者抛

球，同时逐渐增加抛球的距离和力度来增加训练的难度。

2）他动态平衡训练：患者取长坐位，坐于体操垫或治疗床上。治疗师向前后方或侧方推动患者，使患者离开原来的起始位，开始时推动的幅度要小，待患者能够恢复平衡后，再加大推动的幅度。患者也可以坐于平衡板上，治疗师向各个方向推动患者。

2. 端坐位平衡训练

偏瘫患者多采用端坐位（即髋关节屈曲90°，膝关节屈曲90°，双足着地）平衡训练。待患者能很好地保持端坐位平衡后，才能进行站立位的平衡训练，为步行做好准备。当患者经过坐起适应性训练后，则可以进行端坐位的平衡训练。

（1）静态平衡训练。

患者取端坐位，开始时可帮助患者保持静态平衡，当患者能够独立保持静态平衡一定时间后，再进行动态平衡训练。

（2）动态平衡训练。

1）自动态平衡训练：患者取端坐位，治疗师指示患者向各个方向活动，侧屈或旋转躯干，或活动上肢的同时保持端坐位平衡。治疗师位于患者的对面，在患者的各个方向放上物体，让患者去触摸。也可以进行抛球训练，逐渐增加抛球的距离和力度（见图3-3-3）。

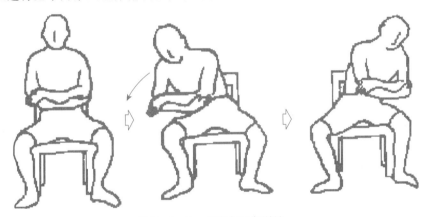

图3-3-3 自动态平衡训练

2）他动态平衡训练：患者取端坐位，坐于治疗床上。治疗师向各个方向推动患者，推动的力量逐渐加大，患者能够恢复平衡和维持坐姿。患者也可以坐于训练球上，治疗师向各个方向推动患者，患者能够保持平衡和维持坐姿，因训练球能够活动，故增加了训练的难度。

（四）跪位平衡训练

1. 手膝位平衡训练

此训练方法可作为立位平衡训练和平地短距离移动动作前的准备训练，偏瘫患者一般不用这种训练，截瘫患者可将其作为上肢和肩部的强化训练及持拐步行之前的准备训练。患者取手膝位，在能保持静态平衡的基础上，进行身体前后及左右的移动动作；患者能够较好地保持平衡后，嘱患者将一侧上肢或下肢抬起，随着稳定性的加强，再将一侧上肢和另一侧下肢同时抬起并保持姿势的平衡（见图3-3-4）。

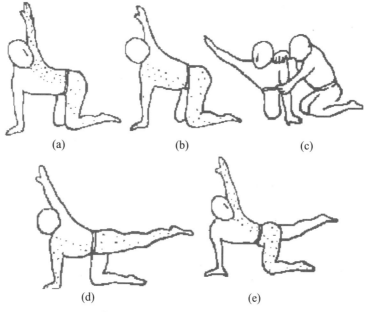

图 3 - 3 - 4 手膝位平衡训练

2. 双膝跪位平衡训练

这种训练方法适合于截瘫患者。

（1）静态平衡训练。

患者取双膝跪位，并保持平衡。待静态平衡保持达到半小时后，可进行动态平衡训练。

（2）动态平衡训练。

1）自动态平衡训练：患者取跪位。自己向各个方向活动身体，并保持平衡；或是进行抛球训练，治疗师可以在患者的各个方向向患者抛球，患者接球后，再抛给治疗师，反复进行，要求患者在运动过程中保持平衡，并逐渐增加抛球的距离及力度。

2）他动态平衡训练：患者跪于治疗床上，治疗师可以向各个方向推动患者，并要求患者保持平衡回到中立位。

3. 站立位平衡训练

无论是偏瘫、截瘫患者还是其他情况引起的平衡功能障碍，站立平衡训练都是为步行奠定基础，并最终达到步行的目的。

（1）静态平衡训练。

1）辅助站立训练：当患者不能独立站立时，需要进行辅助站立训练。可由治疗师给予辅助，也可由患者借助肋木、助行器、手杖、腋杖或在平行杠内进行训练等。可以根据患者的平衡改善程度，适当地减少辅助。

2）独立站立平衡训练：患者面对矫正镜进行独立站立平衡训练，在训练时矫正镜可以提供视觉反馈，协助患者调整不正确的姿势。当患者保持平衡可以达到一定时间后，就可以进行他动态平衡训练。

（2）动态平衡训练。

1）自动态平衡训练：患者面对矫正镜，治疗师立于一旁。具体的训练方法有以下几种：

①向不同方向运动身体：站立时两足保持不动，身体向侧方、前方、后方倾斜并保持平衡；身体向左右转动并保持平衡。

②双下肢交替负重练习：双下肢交替支撑体重，每次保持10s左右；治疗师需站在患者的一侧，对患者进行保护，以免发生意外，同时可以对患者进行姿势矫正。

③触碰治疗师手中的物品：治疗师手拿物体，分别放在患者正前方、侧前方、正上方、正下方、侧下方等方向，让患者来触摸物体。

④抛接球训练：从不同的角度向患者抛球（嘱患者接球并回抛给治疗师），并逐渐增加抛球的距离和难度。

⑤伸手取物：将一物体放于地面上距离患者远近不同的地方，鼓励患者弯腰伸手去拿该物体，来进行患者的动态平衡训练。

2）他动态平衡训练：患者独立站立在矫正镜前，在不同的支持面上进行平衡训练，一是患者可以站在平地上，两足之间的距离由大到小进行调整，治疗师站在患者旁边（对于偏瘫患者，治疗师应站在患者的患侧），向不同方向推动患者，并逐渐增加推力的力度和幅度，加大训练难度，待患者失去平衡后再恢复平衡；二是患者可以站在较软的支持面上，训练方法同上；三是可以在活动的支持面上进行训练，如平衡板，可以选择不同面积的平衡板（由大到小）进行训练。

（六）平行杠内的平衡训练

（1）患者健侧手握平行杠站立，然后健侧手离开平行杠，逐渐延长时间。

（2）患者下肢分开站立，将身体向患侧移动重心，使患侧负担体重。

（3）患者下肢前后站立，将身体重心前后移动，练习前后重心的转移动作。

（4）患侧足前交替踏出，负担体重移动重心，也可用健侧足练习。

（七）平衡板上的平衡训练

让患者在平衡板上训练，对平衡能力的要求更高一些，随着平衡板的摇动，可以诱发患者头部、四肢和躯干的调整反应。

四、协调训练的基本原则

1. 循序渐进的原则

先进行简单的动作练习，掌握后，再完成复杂的动作，由易到难，逐步增加训练的难度和复杂性。

2. 重复性原则

患者在进行各项运动的协调性训练过程中，每个动作都需要重复练习，以起到强化的效果，促进大脑对该动作的记忆，进而促进大脑的功能重组，起到改善协调功能的作用。

3. 针对性原则

在给患者确定协调功能训练方案时，要有针对性。针对协调障碍的程度确定针对性的训练方法，从而起到促进协调功能恢复的作用。

4. 综合性原则

在给患者进行协调训练过程中，也需要进行相关的其他训练，例如改善肌力和耐力的训练及平衡功能训练等，从而达到各项功能相互促进的作用，有助于患者各项功能的恢复。

1. 双上肢的协调训练

训练方法如下：

（1）双上肢交替上举运动：左右侧上肢交替上举过头，并且手臂尽量保持伸直，训练的速度逐渐加快。

（2）双上肢交替摸肩上举运动：左右侧上肢交替屈肘，且鹰嘴尖朝下，摸同侧肩，然后上举。

（3）双手手指指腹相接触运动：左手与右手的五个手指指腹分别相接触，快速地轮替进行；或同时指腹相接触，逐渐加快速度。

（4）交替屈肘运动：双上肢向前平举，前臂旋后，然后左右侧交替屈肘，手拍同侧肩部，伸肘，且逐渐加快速度。

（5）双上肢交替前伸运动：双上肢分别前伸至水平位，并逐渐加快速度。

（6）前臂旋前、旋后运动：上肢前屈至90°，肘伸直，左右侧同时进行前臂旋前、旋后的练习；或交替进行练习。

（7）腕关节的屈伸运动：双侧同时进行腕关节屈伸运动，或交替进行训练。

（8）双手交替握拳敲击掌心：双手放于胸前，左手握拳敲击右手掌心，然后右手握拳敲击左手掌心，交替进行练习，并逐渐加快速度。

（9）掌心掌背互击运动：双手放于胸前，先双手掌心互相击打，然后双手手背互相击打，可逐渐加快速度。

2. 双下肢的协调训练

训练方法如下：

（1）交替屈髋运动：患者仰卧于床上，膝关节伸直，左右侧下肢交替进行屈髋运动（至90°），可逐渐加快速度。

（2）交替伸膝运动：患者坐于床边，双下肢自然下垂，左右侧交替进行伸膝运动。

（3）坐位交替踏步运动：坐位时左右侧下肢交替进行踏步运动，并逐渐加快速度。

（4）拍地练习：双侧足跟触地，脚尖抬起做拍地动作，可双脚同时进行或交替进行训练。

（5）原地踏步走：双侧足进行踏步运动的同时双上肢交替摆臂，并逐渐加快速度。

（6）原地高抬腿跑：患者进行高抬腿跑运动的同时双侧上肢交替摆臂，逐渐加快速度。

（7）其他运动：如功率自行车练习、跳绳、踢毽子、划船、打球等运动。

协调训练开始时均在睁眼状态下进行，当功能改善后，可根据具体情况，将有些训练项目改为闭眼状态下进行，以增加训练难度，如指鼻练习、对指练习等。

3. 方向性活动

训练方法如下：

（1）指鼻练习：左右手交替以示指指鼻，或单侧进行指鼻训练，反复练习一定时间，待患者能够做得很好的时候，再换另一侧练习。

（2）上肢协调训练器训练。

（3）木钉板训练。

（4）双手手指敲桌面活动：双手分别以五个手指交替敲击桌面，待一侧熟练后再进行另一侧的训练，或同时进行训练。

（5）其他方面：如进行画画、下跳棋、触摸治疗师伸出的手指（不断改变方向）等。

六、平衡与协调能力训练的注意事项

（1）训练时面对姿势镜，要求患者放松，消除恐惧心理。

（2）康复人员随时发出指令，如"向左""向右"等声音刺激。

（3）通过诱发姿势反射而使患者恢复平衡能力，做好安全防护工作。

（4）训练时循序渐进，由易到难，由最稳定的体位过渡到最不稳定的体位。

（5）选择合适的方法与辅助用具。

同 步 训 练

分小组角色扮演，练习各种平衡与协调能力的训练方法。

任务四

步 行 训 练

情境导入

　　杨奶奶，65岁，脑梗死后遗留右侧肢体偏瘫，右上肢可自行持物，可独立行走，右下肢稍拖拉，日常生活基本自理。

任务描述

如何协助杨奶奶进行步行功能训练？

相关 知识

步行训练是步态异常患者在康复过程中非常重要的一部分，是矫治异常步态、促进患者步行转

移能力的恢复及提高患者的生活质量的训练方法之一。训练前，需要对患者进行全面的步态分析，找出步态异常的原因和机理，采取有针对性的措施，帮助患者改善步态。

步行需要在全身肌肉、骨骼和关节的共同作用，并在神经系统的支配、调节和精确控制下进行，因此要保证正常步态，需要满足以下几个条件：

1. 肌力充足是步行的基础

为了保证步行周期的支撑相稳定，单侧下肢必须能够支撑体重的 3/4 以上。以 50kg 体重的正常成人为例，单腿必须要能支撑 37.5kg 以上的体重，或双下肢的伸肌（主要是指股四头肌、臀大肌等）应达 3 级以上，才能保证另一下肢能够从容完成向前摆动的动作，因此才能够完成正常的步行。

2. 平衡及协调能力是步行的基本保证

不同的步行环境对平衡有不同的要求，在室内的步行，平衡能力只需 2 级；进行室外步行，平衡能力须达到 3 级或 3 级以上。

3. 感觉功能及空间认知功能影响步行完成的质量

感觉是运动的基础，任何运动都是在感觉反馈的基础上进行的。特别是本体感觉直接影响步行的进行。步行中上下肢各关节所处的位置，落步时步幅及深浅高低等均直接影响步行完成的质量。

4. 中枢控制正常保证正常步态

中枢控制是指中枢神经系统在多种感觉信息进行分析整合以后，下达的运动指令。任何原因导致的中枢神经系统损坏或破坏，都会影响对步行的调控，产生异常步态，甚至造成步行障碍。

（一）分解动作训练

由于步行是一个复杂的过程，因此引起步态障碍的原因很多。为了提高患者的步行能力，走出较好的步态，对患者进行步行训练是非常必要的，按步行周期的站立相和迈步相的条件和要求进行训练。下面将以偏瘫患者进行步行训练为例，按照由易到难、由简单到复杂的原则进行介绍。

1. 单腿负重训练

训练方法：让患者立于肋木前，一腿置于肋木上，另一腿站立负重，并根据患者情况，选择负重程度。负重程度可分为：零负重、部分负重、全负重。零负重：患肢不承受身体的重量，完全不受力。部分负重：患肢仅承受身体部分的重量，呈部分受力状态，一般是根据医嘱，确定合适比例的体重，加之于患肢。全负重：肢体承受全部的重量。一般单腿站立时间可从持续 1min 开始，逐渐延长时间，站立时最好不要用手扶持。

2. 患腿上下台阶训练

训练目的是增强下肢肌力，促进下肢拮抗肌协调收缩，于迈步相顺利完成屈髋、屈膝、迈步。训练方法：患腿先上楼梯，健腿先下楼梯，或将患腿直接置于台阶上，让健腿连续上下台阶，最好在靠墙伸髋的条件下，练习患腿上下台阶一般 10~20 次/组，重复 3~5 组。

3. 患腿支撑伸髋站立，健侧腿跨越障碍训练

训练目的是强化髋部和膝部控制，提高下肢支撑能力，抑制痉挛，打破协同运动模式，促进正确的步行模式的建立。训练方法：患者背靠墙站立，脚跟离墙 20cm，将髋向前挺出，同时健腿跨越障碍，一般 10～20 次/组，重复 3～5 组。注意健腿跨越障碍时，患髋必须保持充分伸展状态，不可后缩。

4. 靠墙伸髋踏步训练

训练目的是在强化髋部控制的基础上，强化双下肢的协调运动，促进下肢精细运动的分离，提高步行能力。训练方法：背靠墙站立，脚跟离墙 20cm，向前挺髋，同时做交替踏步的动作。

5. 侧方迈步、原地迈步训练

训练目的是使患者学会正确的重心转移，建立正常的步行模式，为独立步行做好准备。训练方法：选择在平行杠内或靠墙进行训练，在平行杠的一端放置一面矫正镜，让患者能够看到自己的迈步姿势、步态，以便及时矫正。以右侧步行训练为例，嘱患者背靠墙或肋木，先将身体重心移至左腿，右脚提起向右侧方迈一步，再将身体重心移至右腿，左脚跟上放置于右脚内侧，如此往复，左右侧交替进行转移重心和迈步训练。当患者能够顺利完成左右重心转移后，即可进行前后原地迈步训练。

（二）平行杠步行训练

分解动作能完成后，开始在平行杠内行走训练。平行杠非常稳定、安全，因此有利于患者克服心理障碍。训练的基本步态包括：

1. 四点步行

健侧手先向前伸出扶杠，患侧下肢向前迈步，患侧手再向前扶杠，最后健侧下肢跟上。如果是双侧下肢障碍，则可根据此原则，选择任意的启动动作。四点步行适用于严重瘫痪或双侧下肢瘫痪。

2. 三点步行

先身体前倾，将双手向前扶杠，然后患侧下肢向前，最后健侧下肢跟上。三点步行适用于偏瘫或单侧下肢障碍。

3. 两点步行

右手和左下肢先向前，然后左手和右下肢跟上。对于两下肢瘫痪者可采用其他方式，即两手先向前，然后两下肢同时向前；两下肢向前落在双手支撑的同一平面，称为摆至步，比较安全；落在双手支撑面的前面称之为摆过步，速度较快。

（三）助行器步行训练

助行器有可移动、方便携带的优点，宜在医院和家中使用。助行器适用于准备使用拐杖或手杖前的训练，即初期的行走训练；同时，也适用于下肢无力但无双腿瘫痪者、股骨颈骨折或股骨头无菌性坏死者、一侧偏瘫或截肢患者；同样适用于行动迟缓的老年人或有平衡问题的患者。助行器适宜在平地使用。

助行器辅助行走的使用方法是：患者双手分别握住助行器两侧的扶手，提起助行器将之向前移动 20～30cm，然后迈出患侧下肢，再移动健侧下肢跟进，如此反复前进（见图 3-4-1）。

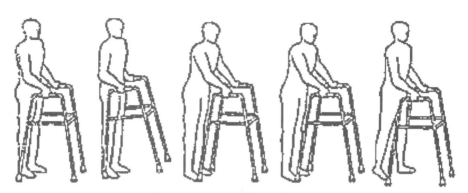

图 3-4-1　助行器步行训练

（四）持拐步行训练

持拐步行和平行杠步行的方式基本一致。区别在于用拐的方式，拐杖又分为单拐和双拐，单拐包括手杖、腋杖、肘杖、四脚拐等。拐杖不如平行杠稳定，因此需经过适当的训练，才可安全有效地应用。对偏瘫或单侧下肢功能障碍的患者，持拐一般为健侧手，先出拐，再由患腿向前迈，然后是健腿跟上。对于两下肢障碍的患者则需要用双拐。上肢控制能力不佳的患者不能持拐步行。

下面以双拐为例进行介绍。

1. 迈至步（见图 3-4-2）

迈至步是开始步行时常用的方法，主要利用背阔肌肌力进行。首先双拐同时向前伸出；然后支撑并摆动身体，使双足迈至邻近双拐落地点处着地。

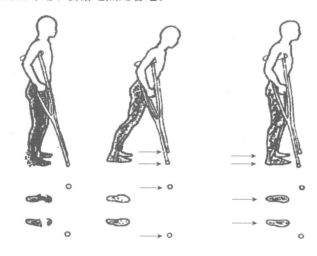

图 3-4-2　迈至步

2. 迈过步（见图 3-4-3）

迈过步常在迈至步成功后开始应用。首先双拐同时向前伸出；然后支撑并摆动身体，使双足迈至双拐落地点前方着地。

3. 四点步（见图 3-4-4）

先伸左拐，迈右腿；再伸右拐，迈左腿。

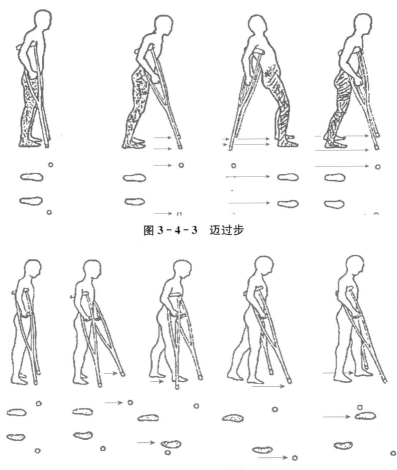

图 3 - 4 - 3 迈过步

图 3 - 4 - 4 四点步

4.两点步（见图 3 - 4 - 5）

一侧拐与对侧腿同时迈出、着地；然后另一侧拐与对侧腿同时迈出、着地。

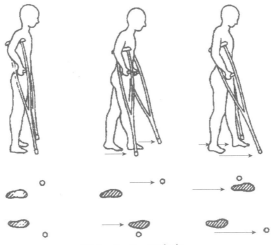

图 3 - 4 - 5 两点步

5. 三点步（见图 3 - 4 - 6）

先伸出双拐；再迈出患足；最后迈出健足。

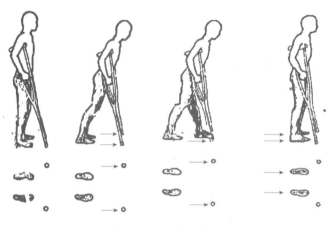

图 3 - 4 - 6　三点步

（五）持杖步行训练

持杖步行训练往往是在持双拐步行后向独立步行过渡时运用，主要有两种方式。

1. 三点步健手持杖（见图 3 - 4 - 7）

先伸出手杖；后迈出患肢；最后迈出健肢。脑卒中偏瘫患者多取这种步行方式。

2. 两点步健手持杖（见图 3 - 4 - 8）

行进时手杖与患足同时迈出；然后迈出健足。此步态行走时比三点步快，多在轻病例或恢复后期应用。

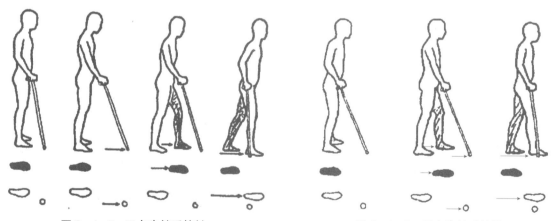

图 3 - 4 - 7　三点步健手持杖　　　　　图 3 - 4 - 8　两点步健手持杖

（六）独立步行训练

患者在下肢支撑能力达到 100% 体重，同时站立平衡能力达到三级时，可以开始独立步行训练。训练步骤是先分解动作，然后综合训练，最后增加行走距离、速度和地面的复杂度。长距离独立步行训练与全身耐力训练相结合。

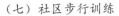

（七）社区步行训练

当患者能够在室内的步行能力提高后，为使患者能够适应室外环境，提高患者的生活质量，对患者进行室外步行训练是非常必要的，因此，应鼓励患者进行社区步行训练。社区步行训练主要是指患者借助踝足矫形器或手杖等，独立地完成在社区内步行，包括过马路、超市购物（上下自动扶梯）、乘坐交通工具等。

在进行复杂的室外训练之前，首先对患者进行适应环境的训练，即脱敏步行训练。患者在刚进入社区步行时，往往较紧张，在治疗师的指导和专人保护下，先从室外或小区内开始步行训练，逐渐延长步行距离；同时，要保护好患者，注意安全。当患者的适应性训练结束后，就可以进行如下训练，以提高患者的步行自理能力。

1. 过马路训练

通常要让患者在步行时先加强步行速度的训练，可在跑步机上进行步行速度的训练，学会快速行走后，即当患者的步行速度能达到 3.6km/h 时，则可带患者开始过马路训练。开始时在有保护的情况下，帮助患者完成过街，必要时要持特制的交通指示牌，以提醒过往车辆和行人避让。注意过马路训练必须选在人行横道线处进行，严格执行交通规则，确保安全。

2. 超市购物训练

为适应和满足日常生活的需要，患者要学会独立购物，因此，患者要学会独立上下自动扶梯。

（1）不用手杖的患者上下自动扶梯方法：1）患者上扶梯时，应有两人保护，一人先推上扶梯，一手拉住患者的腰带；2）患者一手扶住自动扶梯的扶手，健腿先上楼梯，患腿再跟上，另一人双手稳住患者骨盆，帮助患者顺利地上楼梯。如此多次训练，使患者逐渐适应并掌握上下自动扶梯的方法。

（2）使用手杖的患者上下自动扶梯方法：在上下扶梯时应先将手杖固定好，应指导患者将手杖的手柄处加一带，利于挂在手臂上，或指导患者将手杖插入腰间皮带上，其余步骤同上。

3. 乘坐交通工具训练

患者要能真正回归社会，还要学会正确使用交通工具。

（1）当患者乘坐出租车时，以后排座为宜。进入出租车的步骤如下：1）健手拉开车门，然后背对车门，臀部先入座车座上，调整坐稳后，再将双腿移入车内；2）下车时，先将脚移出车外，落地踏实，然后头部再移出车外，最后手扶车身站起，关门站稳安全离开快车道，走上人行道。

（2）乘坐中巴车或公共汽车的步骤如下：1）开始应在治疗师指导下完成，要有家属陪同；2）上车时家属先上车，一手拉住患者的腰带，帮助将患者往车上拉；患者一手拉住车门把手，健腿先上车，患腿再跟上；3）治疗师双手固定患者的骨盆，同时用力将患者往上推，帮助患者完成上车；4）下车时家属先下，一手拉住腰带以保护患者；治疗师同样固定骨盆，帮助控制患者的重心，以防失控摔倒；5）患者应患腿先下，落地踏实站稳，然后健腿再下车，注意站稳；最后是治疗师下车。

4. 注意事项

（1）注意安全，严格遵守交通规则。专人保护，治疗师应站在患者的患侧，提高患者的安全感，消除紧张情绪。

(2) 患者平衡能力必须达到三级平衡。

(3) 遵循循序渐进的原则，逐步增加步行的距离和速度。

(4) 先选择较平整的路面行走，再逐渐到复杂的路面行走。

(5) 先在治疗室内进行模拟训练，待熟练后再到实际环境中训练。

三、步行训练的注意事项

(1) 加强安全防护，防止意外。

(2) 根据病情需要选取拐杖，双拐长度要相等，拐杖上的螺丝要旋紧。

(3) 四点步法适用于双腿软弱无力的患者，两点步法行走速度快，适用于双腿病情轻的患者，三点步法适用于一腿不能负重者。

(4) 练习各种步法行走时，尽量做到步幅均匀，步速适中和身体正直。

(5) 各种训练最好在镜子前进行，以便自我观察和矫正。

同 步 训 练

为情境导入中的杨奶奶制订步行训练计划，并分小组进行模拟训练。

任务五

日常生活活动能力训练

情境导入

张爷爷，69 岁，4 个月前出现右侧基底节出血，进行了血肿穿刺引流术，现左侧肢体功能障碍，日常生活不能自理。

任务描述

如何协助张爷爷进行日常生活活动训练？

相关 知识

活动分析（activity analysis）是对一项活动的基本组成成分以及患者能够完成该活动应具备的功能水平的一个认知过程。日常生活活动训练中的活动分析是将每一项日常生活活动分解成若干个动作成分，进行有针对性的训练，然后再组合成一个完整的动作，并在生活实践中加以应用。

一、日常生活活动能力训练的目的

（1）充分发挥其主观能动性，提高其自信心，重建独立生活的激情。

（2）建立或维持患者基本的日常生活活动，调动并挖掘潜能，使其能生活自理，或把生活依赖性降低到最低限度。

（3）改善患者的躯体功能，如灵活性、协调性，增加活动能力，使其能独立或借助最少的帮助，完成各种体位转移，在社区内进行社会活动。

（4）未能独立完成日常生活活动的患者，通过对其日常生活活动的评估，找出存在的主要问题及解决问题的方法，适当时给予适当帮助。

（5）训练患者学会使用辅助性装置和用具，达到最大限度的生活自理能力。

二、日常生活活动能力训练的原则

（1）以目标为中心。

（2）对满足患者的社会角色等个人需有一定的意义。

（3）需要患者的身心投入。

（4）为预防和改善功能障碍或残疾而设计活动。

（5）发展可提高生活质量的活动技能。

（6）尽量与患者的兴趣一致。

（7）具有适应性，易于分析并与年龄相适宜。

（8）照护者与患者共同选择。

三、日常生活活动能力训练的注意事项

（1）照护者设计活动训练难度要适当，应比患者能力稍高但不应该相差太远，经患者努力能完成。

（2）患者完成某一活动时应积极引导其把注意力集中在某一动作的完成上，而不是在某一块肌肉或某一关节的活动上。

（3）如果某一动作完成不正确，需分解成若干步骤和分阶段完成。务必要求每一个动作都正确。

（4）每一项训练活动应维持良好的姿势和位置。

（5）照护者时刻注意患者有无疲劳，对使用工具者注意训练时候的安全。

（6）训练与病房、家庭生活要密切结合。在作业疗法中练习的动作必须应用到日常生活中去。

（7）作业照护者对每个患者的家庭生活和工作环境必须做实际调查。在实际生活中观察、寻找日常生活中存在的困难动作，带着问题进行训练。

四、日常生活活动能力训练

（一）进食训练

偏瘫患者中许多人存在不同程度的吞咽困难。当患者意识清楚，全身状况稳定，能按指示做张口、提舌及吞咽动作时，即可带着鼻饲管进行以口进食。进食时要嘱其家属一同观察：（1）咀嚼、咽下、喝水速度，是否呛咳；（2）进食量及需他人帮助的程度；（3）疲劳程度、生命体征的变化及面部表情等。

在无误吸及可顺利喝水、无呛咳的情况下，则可拔出鼻饲管继续训练以口进食。先用糊状食物、稀饭，继而用半流质，从小量过渡到正常饮食。偏瘫者由于抓握能力丧失或减退，协调能力差或关节活动度受限，常无法完成进食动作，因此，需对一些食具进行改进。可把碗、碟固定在餐桌上，使用辅助器具。如各种改良的汤匙及进食器，可先练习手部动作和模仿进食，然后独立摄取食物。若患者右手完全瘫痪，1个月仍无明显恢复，则须进行左手代偿进食训练。

必要准备如下：

☐ 要清楚吃饭或饮水过程中呛咳的表现。

☐ 稳定坐位，并且在头和颈有良好支持的体位下完成进食。

☐ 食物应放在患者面前一个稳定的桌面上。在吞咽期间发生漏水或呛咳提示有吞咽问题，需要更全面的评估和特别处理。

☐ 如果患者的患侧上肢具有运动功能，在进食训练期间应促进和利用。例如：训练右侧偏瘫患者用右手使用合适的刀叉或调羹，或者在吃饭或饮水时至少用右手稳定碗或杯子。

☐ 如果患者的利手是患侧手，并且丧失或只有一点功能，应该考虑改变利手。

☐ 必要时应提供对进食有用的辅助器具，包括防掉垫、万能套袖、合适的刀叉、弯角调羹、防流盘子、有把手的杯子等。

☐ 盛水到杯子里，用电热水瓶比较容易和安全。

☐ 对于卧位的患者，饮水时用有盖的小壶/小杯或吸管比较容易。

1. 饮水训练

（1）杯中倒入适量的温水，置于适当位置。

（2）单手或双手伸向茶杯，端起后送至嘴边。

（3）微微提高茶杯，将少许温水倒入口中，含唇，咽下。

（4）重复上述（1）、（2）、（3）动作，至饮完。

2. 吃固体或半固体食物训练

（1）将食物放置适当位置。

（2）用利手伸向筷子，握持。

（3）辅助手拿起饭碗送至口边，把筷子放进碗内。

（4）头稍前倾，拨动筷子把食物送进口中。

（5）含唇，咀嚼吞咽食物。

（6）重复上述（4）、（5）动作，至食完。

（7）若用调羹，无须端起饭碗，直接用调羹盛食物后送进口中。

（二）穿脱衣服训练

穿脱衣物和鞋袜需要许多技能才能完成，包括平衡协调能力、肌力、关节活动度、感知和认知的能力等。训练时要给予充足的时间和指导，大多数患者可独立进行。

基本要求：患者坐在有靠背的椅子或坐在床边靠自身的平衡能力完成穿上衣，坐位下双足能平放于地上。在穿衣训练前，照护者应分析与评估患者的动态坐位平衡和认知功能。

1. 穿开襟上衣（见图 3-5-1（a））

（1）患者将上衣里面朝外，衣领向上置于其膝上。

（2）用健手帮助露出里面的袖口。

（3）把患手穿进相应的袖口。

（4）将上衣沿患侧上肢拉上并跨到健侧肩和颈部。用健手把衣领从患侧拉到健侧时，患者也可用牙齿咬住衣领的另一端。

（5）把患侧手和上肢穿进衣袖。

（6）然后患者用健手抓住上衣的后襟将其拉开展平。

（7）最后整理上衣使其对称并使纽扣对准相应的扣眼。

（8）稳定纽扣边缘，用健侧拇指撑开扣眼套上纽扣。

2. 脱开襟上衣（见图 3-5-1（b））

脱上衣动作与上述步骤基本相反。

（1）解开纽扣。

（2）先将患侧上衣脱到患肩下，然后将健侧脱到健肩下。

（3）将健侧上肢和手脱出衣袖。

（4）将健侧手脱出后，患者方可容易地将患侧的衣袖脱下，完成脱衣。

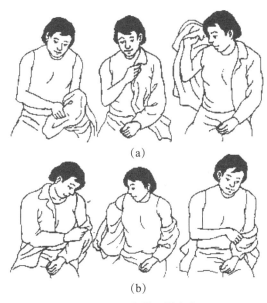

(a)

(b)

图 3-5-1 穿脱开襟上衣

3. 穿套头衫

（1）先解开套头衫的纽扣。

（2）将套头衫的背面向上衣领向下放于膝上。

（3）用健手将套头衫的后襟拉到一起直到里面的袖口露出。

（4）拉起患侧上肢并将其穿入相应的袖口。

（5）拉上衣袖直到穿到患肘以上。

（6）然后将健侧上肢穿入相应袖口，并且一定穿到肘部以上。

（7）将套头衫从衣领到衣襟拉在一起，然后低头套过头。

（8）最后拉衣襟整理好套头衫。

4. 脱套头衫

脱套头衫的动作与上述步骤基本相反。

（1）从腰到上背将套头衫拉在一起。

（2）抓住套头衫的后襟低头将其从头上脱出。

（3）用健手先将患侧上肢脱出衣袖，然后再摆动健侧上肢将衣袖也脱出。

注意事项：

□ 如果患者的上衣太紧，建议选择宽松的开襟衫或套头衫。

□ 应鼓励患者尽可能地利用患侧主动穿衣。

□ 不穿带拉链的衣服，因为一只手难以控制。

□ 如果患者不能用一手系纽扣，可用魔术贴代替。

□ 用穿衣钩和扣钩可帮助穿衣和系纽扣，但要试着尽可能地不用辅助设备。

□ 在患者的后背和椅背之间要留有一定空间，否则会令穿后襟困难。

5. 穿/脱裤子

对于患者而言，穿/脱裤子可在以下三种体位下完成：

卧位：适合腰背控制差的患者，而且是一种安全的方法。

坐位：适合绝大多数患者。

站位：一般不推荐，因为它需要患者有很好的动态站位平衡。

一般在坐-卧位下穿/脱裤子。

基本要求：患者应有好的坐位平衡能力，能独立完成卧坐转移，但在没有支撑的情况下，不能独自站立。

（1）穿裤子。

1）把裤子放在身旁健手容易够到的地方。

2）教患者通过抓住其患侧小腿使其交叉放置于健侧大腿上。

3）将患侧裤腿穿到患腿脚踝。

4）将交叉的患腿再次放到地板上。

5）把健腿裤子穿上并尽可能拉上到臀部附近。

6）让患者通过坐卧转移，躺到床上，然后通过桥式运动或转身将臀部离开床面，把裤子拉过臀部直到腰。

（2）脱裤子（见图3-5-2）。

1）坐在椅边，解开裤带。

2）通过倾斜身体或将躯干从一侧向另一侧旋转使臀部离开座位快速将裤子脱到臀部以下。

3) 将裤子从腿上脱下，可用以下两种方法之一：

一是先脱健侧然后用健足踢下患侧裤子。

二是用健足踩住裤脚，健手拉起患腿先脱掉患侧，然后再脱掉健侧。

6. 穿/脱鞋子

基本要求：患者可坐在扶手椅上或床边完成此动作，取决于患者动态坐位平衡能力。鞋子应放在容易拿到的地方，如果有必要，可采用长柄穿衣钩将鞋子从地上捡起。

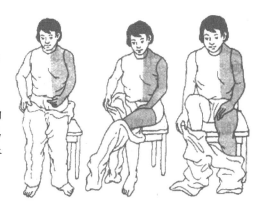

图 3－5－2　脱裤子

（1）穿鞋子。

1）把患脚的鞋子从地上拿起，鞋面向下放在床上或身体旁边的椅子上。

2）将患腿提起交叉放于健腿上。

3）拉开鞋面部分。

4）将患脚"穿进"鞋里——脚趾先穿进鞋里；然后穿脚掌；再用健侧手指钩上鞋跟。

5）用健手系上鞋带或粘上魔术贴。

6）最后放下交叉的患腿。

（2）脱鞋子。

1）解开鞋带（或拉开魔术贴）。

2）用健手帮助将患腿交叉于健腿上脱掉患脚上的鞋子，或用健足蹬掉患足鞋跟再用健手脱下鞋子。

注意事项：

□ 建议用松紧鞋代替普通的系带鞋。

□ 鞋不宜太重或太硬，鞋跟应是平底而非高跟。

□ 建议穿用魔术贴扣住的运动鞋。

（三）个人修饰（梳头、洗脸、刷牙漱口）训练

1. 梳头

（1）靠近一个台子并安全坐下。

（2）照着放在面前的镜子，拿起放在台上的梳子。

（3）如果鼓励患者使用患侧手来梳头，建议加粗或加长梳柄。

（4）先梳前面的头发，然后再梳后面的头发。

2. 洗脸

（1）靠近卫生间里的脸盆。

（2）将一个小毛巾放进脸盆，打开水龙头冲洗毛巾。

（3）用一只手紧握小毛巾将其拧干或用一只手将其缠在水龙头上拧干。

（4）当毛巾足够干时，平拿在手掌上擦脸。

（5）重复（2）～（4）步几次，直到认为脸已洗净。

3. 刷牙漱口

（1）靠近卫生间里的脸盆。

（2）打开水龙头将牙杯充满水后关上水龙头并将牙杯放在脸盆里或脸盆旁。

（3）将牙刷放在湿毛巾上或一小块防滑垫上稳定。

（4）用一只手打开牙膏的按钮，然后将牙膏挤到牙刷上。

（5）放下牙膏并拿起牙刷刷牙。

（6）放下牙刷并拿起漱口杯漱口。

（7）重复（5）和（6）步直到活动完成。

（四）如厕训练

这是大多数患者最希望自己能解决的问题，也是最难处理的问题之一。

在如厕中，躯体的运动机能要达到最基本的要求，至少能做到坐位与站立平衡、握持扶手、身体转移等。

如厕有坐式或蹲式，前者虽比后者简单，但两者训练方法基本相同：

（1）从床上或椅子上坐起。

（2）独立或用助行器走到厕所。

（3）打开门。

（4）走进厕所。

（5）接近坐便器，从健侧转身，直到坐便器正好位于身后。

（6）抓住扶手提供支持，然后小心地坐到坐便器上。

（7）慢慢将身体从一侧转向另一侧将裤子从臀部脱到大腿中部。

（8）便完后用厕纸从臀部后面由前向后完成清洁。

（9）再次从一侧向另一侧转身将裤子拉到臀部上。

（10）转到坐便器一边够到冲水装置。

（11）冲洗完后转回前面，然后从坐便器站起，可拉或撑住扶手。

（12）小心地走出厕所。

基本要求和注意事项：应能够独立完成从卧位到坐位的转移，并能够独立或在帮助下行走至少5m，能够设法打开和关上厕所的门，家里厕所的门可换成"折叠"型，或者可完全拆除，最好不要用那些有很大弹力的门。注意厕所的门槛，如果太高可根据需要降低或拆除，厕所的里面应安装扶手。用盒装卫生纸或准备好叠放在一起的卫生纸，放在伸手易取到的地方。

（五）洗澡训练

1. 盆浴

（1）在紧靠浴缸的椅子上，脱去衣物。

（2）用双手托住患侧下肢放入浴缸，随之放入健侧下肢。

（3）健侧手抓住浴缸边缘或握持扶手，将身体转移到浴缸内，沿浴缸槽缓慢坐下。

（4）洗涤时，可借用手套巾、长柄浴刷、环状毛巾擦洗。

（5）洗毕，出浴顺序与（1）、（2）、（3）相反。

出入浴池：先坐在池边凳子上再进入浴池较为安全。为此需要有一个椅子或澡盆盖。对于西式澡盆，由于两腿伸直取直腿坐位，麻痹的腿常常浮起，以致不能保持平衡，此时可用压腿棒。

洗身体：有一种特制的手套，是用毛巾缝制的两侧都可以装上肥皂，对两手障碍不能握东西者适用。偏瘫患者可往放在膝上的毛巾涂肥皂。但是因为不能两手握毛巾，所以不能洗背部。可利用长把搓背刷。

擦身：偏瘫患者可用干浴巾从前面越过肩部敲打背部的方法进行背部洗浴，用挂在墙上的大浴巾摩擦身体也可以。

2. 淋浴

患者可坐在淋浴凳或椅子上，先开冷水管，后开热水管调节水温。洗涤时，用健手持毛巾擦洗；用长柄的海绵浴刷擦洗背部和身体的远端；对于患侧上肢肘关节以上有一定控制能力的患者，将毛巾一端缝上布套，套于患臂上协助擦洗。拧干毛巾时，将其压在腿下或夹在患侧腋下，用健手拧干。

注意事项：

□ 把衣服装在一个塑料袋里，到浴室后，患者可将袋子挂在容易拿到的地方。

□ 跨过门槛要十分小心，或在浴室外地板上放有地垫来防水外流。

□ 建议患者将洗澡水准备于脸盆或水桶里，而不要直接用花洒，因为水温可能不稳定，特别是用气体热水器的。

□ 如果不能给患者提供热水而要其用水壶烧水，那么建议使用保温瓶代替水桶将热水带到浴室以防热水溢出。

同 步 训 练

分小组进行进食训练、穿脱衣服训练、个人修饰训练及如厕、洗澡训练。

任务六

作 业 疗 法

情境导入

王奶奶，78岁，是一位退休的教师，老伴早年去世。刚退休时，身体健康，经常参加社区活动，讲究家居整洁，爱收拾。半年前，王奶奶的家人发现老人性格和行为有些异常：经常会手上抓着钥匙却四处寻找钥匙，东西也经常随处乱放，慢慢地其性格也发生了变化，不爱说话、不爱出门，半夜还有时起床看电视，容易发脾气。送医院就诊后确诊为：失智症。

如何为王奶奶设计作业活动，帮助她延缓病情发展？

相关知识

一、作业疗法的定义

作业疗法（occupational therapy，OT）是以有目的的、经过选择的作业活动为主要治疗手段，用来维持、改善和补助患者功能的专门学科。作业疗法能够帮助因躯体、精神疾患或发育障碍造成的暂时性或永久性残疾者，最大限度地改善与提高自理、工作及休闲娱乐等日常生活能力，提高生活质量，回归家庭与社会。从事作业疗法专业的技术人员简称为 OT 师（occupational therapist）。

二、作业疗法的适用范畴

（1）评估和训练患者的日常生活活动能力，如穿衣、进食、洗澡及个人卫生，以使其达到最大限度的独立性；也可以使用矫形器具或采用特殊设施，必要时，评估患者的某些特定的工作、活动习惯，并进行再训练，提供自助具。

（2）提供家政技能的训练，运用简单的方法或简化的活动来减少疲劳，节省体力。

（3）发展职业技能和培养娱乐兴趣，当患者期望改变职业时，同职业咨询人员配合，进行有效的职业活动训练。

（4）帮助维持和改善关节活动度、肌力、耐力及协调性。

（5）评估及训练患者的薄弱环节，以代偿其感觉和知觉方面的缺陷。

（6）进行家庭环境评估，以便为患者提供一个无障碍的环境，评估和训练患者运用环境控制系统。

（7）用设计好的活动、技能，来说明、教育患者及其家庭，以促进患者保持独立性，尽可能减少过度保护。

（8）训练矫形器、自助器、义肢的功能性使用和简易自助器和矫形器的设计和制作。

（9）训练患者及有关人员维护辅助设施的技能。

（10）评估和处理认知功能障碍。

三、作业疗法的常用方法

（一）日常生活活动（ADL）能力训练

1. 运动与转移

（1）床上移动训练：床上活动是日常生活活动中一个极其重要的活动，其训练包括：床上翻身、桥式运动（单、双）、左右移动、坐位平衡、床上起坐、上下床运动。

（2）室内运动：步行运动、上下楼梯训练、助行器使用、轮椅使用等。

（3）室外运动：让患者了解室外环境（如观察路面、斜坡、台阶及障碍物；识别路标、指示牌、安全标志），训练自我保护的意识和方法（如安全跌倒与爬起的技术）。

2. 穿脱衣服训练

训练患者穿脱衣、裤、鞋、袜等。

3. 进食用餐训练

主要是训练使用各种餐具，如持匙、用勺、用筷、端碗、送食物进口等。

4. 个人卫生训练

先训练梳洗、剃须、剪指甲、化妆品的使用；再训练如厕、排便控制及便后处理、洗澡等。

5. 家务劳动训练

家务活动非常丰富，包括做饭、洗菜、切菜、烹调、洗涮餐具、炊具使用、洗衣、熨烫衣物、铺床、清洁卫生、购物、家庭经济管理、照料小孩等。

（二）治疗性作业活动

治疗性作业活动是指经过精心选择的、具有针对性的作业活动，其目的是维持和提高患者的功能、预防功能障碍或残疾的加重、提高患者的生活质量。

1. 改善躯体功能方面

（1）减轻疼痛和缓解症状的作业疗法：加热黏土作业；温热箱内进行棋类游戏、牌类游戏；绘画、书法、泥塑、音乐等。

（2）改善 ROM 的作业疗法：挂线作业、捶打作业、穿梭作业、制陶、泥塑、篮球、乒乓球、舞蹈、绘画、书法、橡皮泥作业、编织、纺织等。

（3）增强肌力的作业疗法：木工、金工、飞镖、制陶、泥塑、投篮、舞蹈、粉碎黏土作业、拉线作业等。

（4）增强身体耐力的作业疗法：篮球、舞蹈、足球、郊游、爬山、木工、金工、制陶、泥塑、绘画、书法、轮椅竞技、园艺、缝纫等。

（5）改善手的灵活性的作业疗法：编织、折纸、镶嵌、绘画、书法、泥塑、棋类、牌类游戏等。

（6）改善平衡的作业疗法：套圈、滚球、推独轮车、篮球、舞蹈、足球、飞镖、投掷游戏等。

（7）改善协调性的作业疗法：砂磨板作业、拉锯、拧铁丝、编织、园艺、镶嵌、塑型作业、黏土造型作业、篮球、舞蹈、足球等。

（8）促进感觉恢复的作业疗法：利用不同材料进行的手工艺制作、棋类游戏、牌类游戏等。

（9）提高日常生活活动能力：日常生活活动训练、穿衣比赛、家务活动等。

2. 改善心理功能方面

（1）调节精神和转移注意力的作业疗法：音乐、棋类游戏、牌类游戏、绘画、书法、泥塑、编织、折纸、镶嵌、手工艺（扎花、插花、贝壳造型）、电子游戏、养金鱼、社交活动等。

（2）镇静安定、减轻烦躁及过度兴奋的作业疗法：进行简单的、重复性的作业，如分拣、针织、刺绣、编织、简单纺织、弹奏或倾听优美轻柔节奏缓慢的乐曲。避免应用红、紫、褐等刺激性颜色。

（3）调节情绪、宣泄明显的过激情绪的作业疗法：木工、捶打、剪纸、除草、锯木、掘土、砍木、剪枝、剪图、剪开布料（缝衣）、剪开皮革（制作用）、乒乓球、羽毛球、排球、网球、桌球等。

（4）增强独立感、建立信心的作业疗法：绘画、书法、泥塑、编织、折纸、镶嵌、手工艺制作等。

（5）提高成就感、满足感的作业疗法：木工、金工、制陶、泥塑、绘画、书法、编织、折纸、镶嵌、手工艺制作等可生产出产品的作业。

（6）减轻罪责感（精神状况）的作业疗法：协助清洁、保养作业疗法室及设备，简单的（不需要想象力的）手工劳动，如打结、磨砂、户外劳动等。

（7）改善认知、知觉功能的作业疗法：棋类游戏、牌类游戏、电子游戏、绘画、书法、音乐等。

3. 提高职业能力方面

（1）提高劳动技能的作业疗法：木工、金工、打字、编织、手工艺制作、园艺等。

（2）提高职业适应能力的作业疗法：棋类游戏、牌类游戏、球类游戏、社交活动等集体性活动。

（3）增强患者再就业信心的作业疗法：通过木工、金工、制陶、泥塑、绘画、书法、编织、折纸、镶嵌、手工艺制作等治疗性作业活动生产出产品，可增强患者再就业的信心。

4. 改善社会能力方面

（1）改善社会交往和人际关系的作业疗法：园艺、棋类活动、牌类活动、音乐等。

（2）促进重返社会的作业疗法：通过生产性活动、竞技性活动、游戏性活动等可促进患者适应社会环境，利于患者早日重返社会。

（三）认知与知觉功能训练

1. 注意力训练

（1）选择使注意力集中的作业活动，如删字练习、击鼓传球游戏等。

（2）做患者感兴趣的某些活动使其集中精力，如听故事、猜谜、看电视等。

（3）在有外界干扰的环境中完成某项活动，在有说话声、音乐声或与他人边交谈边进行活动，以提高集中注意的稳定性及分散注意的合理分配。

2. 记忆障碍的作业治疗

（1）朗诵法：反复地朗诵需要记住的信息。

（2）提示法：用活动信息的第一个字母或首个词句来提醒记忆。

（3）叙述法：将需要记住的信息融合到一个故事里，当患者表达故事情节时，记忆信息不断地被叙述出来。

（4）印象法：在患者的大脑中产生一个印象帮助记忆。

（5）建立常规的日常生活活动程序：定时吃饭、睡觉；相同的穿衣顺序；物品分类、规律摆放。

（6）辅助法：标签、清单、写日记、填写表格记录活动安排、制订活动时间表、利用手表或闹钟提醒等。

3. 定向力障碍的作业治疗

（1）提问法：提出问题，让患者回答，如今天是星期几？你在什么地方？如回答不出来，再告知患者，让患者重复。

（2）背诵法：教患者背诵具有时间概念的词句，如春、夏、秋、冬等，将顺序倒着背或提问，以加强时间概念。

（3）带患者到不同地方参观，浏览中治疗者提示之后，再多次身临其境，让患者指出所在地。

（4）请患者家属、朋友与之交谈，让患者根据其相貌、衣着、声音来识别人物与自己的血缘关系或社会关系、称谓等。

4. 解决问题能力的训练

（1）选择一项功能活动，如吃饭、洗澡、穿衣、购物等，与患者共同讨论，决定活动步骤和方法。其后让患者自己确定另一活动的计划，治疗者给予补充、纠正，得到患者同意后再执行。

（2）提出一些难题，让患者分析、判断，提出解决问题的方法和步骤。

（3）推理训练，如讲一段故事情节，让患者设想几种结局；或讲出某个时间的结果，让患者分析几种可能的原因和条件。

（4）参与家庭管理，如平时的经济预算、小孩的照料、家庭社交活动安排等。

5. 失认症的作业治疗

（1）视觉失认：进行各种识别训练，如让物体失认者反复识别常用品、必需品；有面容失认者反复用家人、亲属、名人等的照片借助语言提示进行辨识；对颜色失认者用色卡进行命名和辨别颜色的练习。

（2）触觉失认：用粗糙的物品沿患者的手指向指尖移动进行触觉刺激；用手掌握锥形体进行压力刺激；闭目用手感觉和分辨不同质地的材料，注意力集中在体会物品特征上，进行辨识训练；利用视觉或健手的感觉帮助患肢进行感知，重视对物品的形状、材料、温度等特质的体验。

（3）听觉失认：闭上眼睛，听录音机中传出的动物叫声或其他响声，然后再画有动物的图片上指出声音由谁发出，如有错误反应及时给予指正，直到分清各种声源；在嘈杂的声响中给予特定的声音，让患者听后说出发声的次数，重复进行；进行按门铃、拨打电话、观看雷雨气象及看电视等功能活动，随时向患者提出问题，给予纠正和补充；指导患者利用其他感官进行代偿，如把门铃附加闪灯等。

（4）单侧忽略：视觉搜索训练，以促进向忽略侧的视觉搜索，提高对忽略侧的注意为目的，是临床常用的训练方法；在日常生活中尽量给予忽略侧各种感觉刺激；提醒进食时勿忘吃患侧的食物、穿衣、修饰时使用姿势镜；把忽略侧的轮椅车闸加长并做上标记、忽略侧脚托涂上颜色或做标记等。

6. 失用症的作业治疗

（1）运动性失用：进行特定的作业活动前先给肢体以本体感觉、触觉、运动觉刺激，如制动轮椅训练前可给肢体进行活动。

（2）意念运动性失用：意念运动性失用者往往能够较好地完成粗大的全身性活动，训练时不宜将活动分解。训练前先进行想象或观摩，即让患者在头脑中以流畅、精确和协调的运动模式想象，然后再进行尝试。在治疗前及治疗中给患肢以触觉、本体感觉和运动觉刺激，加强正常模式和运动计划的输出。对于动作笨拙和动作异常尽量不用语言来纠正，而应握住患者的手帮助完成，并随动作的改善逐渐减少辅助量。

（3）意念性失用：故事图片排序练习；把活动分解为若干步骤练习，逐步串联起来完成一整套系列动作；让患者大声说出活动步骤，逐渐变为低声重复，直至默念等。

（4）结构性失用：复制几何图形，从简单的平面设计（如正方形、三角形或"T"字形）开始，逐步向复杂设计过渡（如连接点状图或虚线图，将平面图加工成立体图等）；也可以在石板或粗糙地面上画图以增加本体感觉和肌肉运动知觉的输入。用积木复制结构：一般从简单的设计开始，逐渐增加积木数量及设计难度。用火柴棍、木钉板、几何拼图或图画拼图进行复制练习：从简单的图形或熟悉的人、动物及物品开始。练习日常生活活动的有关内容，如堆煤块、码砖、叠衣服、摆餐具、组装家具、裁剪衣服等。

（5）穿衣失用：教会患者对各类衣服的辨别，分清衣服的各个部位及它们与身体某个部位的对应关系；按照穿衣的方法和步骤每天进行练习。

7. 躯体构图障碍的作业治疗

（1）左右分辨障碍：佩戴标志物，如戒指、手镯、手表，或在衣袖和鞋上贴彩色胶带帮助区别左右；反复使用包含左右的口令或进行与左右有关的活动。

（2）躯体失认：强化对身体各部分及其相互间关系的认识，可以练习人体拼图，按指令做动作，或呼出指定身体部位名称等。

（3）手指失认：按指令辨认手指图案、患者本人或治疗者的手指，进行手指辨认训练；进行与手指功能相关的日常生活活动能力训练，如使用勺子进食、更衣训练等。

8. 视觉辨别功能障碍的作业治疗

（1）图形-背景分辨困难：将三种不同的物品放在患者面前，要求患者通过视觉进行分辨，随着功能的改善逐渐增加物品的数量及难度；在装有混杂物体的容器中寻找熟悉的物体等。

（2）空间定位障碍：空间定位作业；触觉-运动觉输入作业；反复练习跨越中线的作业活动等。

（3）空间关系障碍：进行自身空间定向训练，按指示进行自身定位；进行物体间定向训练，复制不同的图形，从简单到复杂，从平面图到立体图。或选择日常熟悉的人物、动物或物品的图形进行拼图练习；常用物品摆放在相对固定的位置；放置重要物品的抽屉、柜橱等贴上标记以便于寻找等。

（4）地形定向障碍：反复练习从一个指定地点到另一个指定地点，从简短路线逐渐过渡到曲折复杂的路线；增设路标，可用标记物（如图片、文字、物品等）标出路线，掌握后逐渐减少标记，最终不再依赖提示。

（5）距离与深度辨认障碍：反复练习缓慢上下台阶；行走时设置不同高度的路障来体会高、低的感觉；练习把脚放在画在地板的点上等。

（四）改善上肢功能的作业训练

1. 感觉训练

（1）捏橡皮泥：选用质地不同的橡皮泥在手掌上或搁板上捏出各种几何图形、动物、食物、水果样的造型。

（2）手插沙泥：将双手慢慢插入沙子中，至手背被埋没后，双手在沙泥中做轻微的搓揉动作。亦可在泥深处藏若干玻璃珠或其他小物件，限制一定时间让患者摸出来。

（3）洗涤毛巾。

（4）抛掷豆袋：患者健侧与患侧手交替抛接，可坐在轮椅、椅子上或站立位进行。

2. 粗大运动训练

（1）搬运红砖：将若干块红砖侧放于患者健侧地面，让患者用患手将红砖从自己的健侧移至患侧。

（2）排绕棉线：准备一个 60cm×60cm 木框，四周配有木钉，其间距为 3cm。患者取坐位或站立位，患手将棉线依次绕在木钉上，先绕经线，再绕纬线，层层交替。

（3）拉锯圆木：根据患者躯干功能情况选择拉锯活动的姿势，并根据上肢的抗阻能力选择木料的硬度、木锯的大小和锯齿的粗细。

（4）打康乐球。

（5）投掷飞镖。

（6）抓握套筒：在一块长 50cm、宽 14cm 的木板上固定四根垂直的圆棒，配黑、白两色塑料套筒各 10 枚。训练时，患者坐位或站立位，按黑、白相间顺序逐个套进，套完为一次操作。必要时在手腕绑一沙袋增加阻力。

3．精细与协调运动训练

（1）搭"金字塔"：训练器具为 7 只圆木盘，直径为 2～14cm。训练时，将圆木盘由大至小或由小至大套在金属杆上。

（2）插扦游艺：插扦训练器具的种类很多，应根据训练手指的精细运动程度来选择。有的插扦开孔 16mm，有的仅 2mm。要求患者准确、熟练地将插扦插入孔中。

（3）编织绳索：备 4mm 粗、6m 长的棉绳 12 根，直径为 5cm 的木环一只。悬吊钩将木环钩住，棉绳的一端穿过木环并将两端拉齐，从而成为 24 根 3m 长的棉绳。然后将绳索以 4 根为一组，按患者的兴趣和能力编织平结、反结、双线结等，完成缠绕、抽索、排列、打结、穿珠等动作。

（4）手工刺绣：备白色或浅色布料一块，绣绷一只，彩色丝茸、丝线若干枚。训练时，嘱患者健侧手持绣绷，患侧手捏持绣针或其他工具，做刺绣的各种技法。

（5）迷宫游艺：利用迷宫式手功能训练器进行训练。

4．自助具的应用

（1）进食自助具：轻便餐具、曲柄调羹、多用袖套、吸附胶垫（也称制动垫）、盘圈、改良木筷、双把杯、持杯器等。

（2）穿衣自助具：纽扣器、穿衣钩、穿袜器、长柄鞋拔、脱鞋器、拉链器、单手领带（俗称"懒汉领带"）等。

（3）个人卫生自助具：长柄梳、长柄刷、刷子保持器、牙膏固定器、台式指甲钳、剃须刀夹持器、长柄口红、手套式擦洗巾、淋浴凳、浴缸板等。

（4）如厕自助具：马桶增高座、马桶座椅、床边便盆椅、便后擦拭器等。

（5）家务活动自助具：开瓶盖器、水龙头开关、改良砧板、拾物器（长柄手夹）等。

（6）书写阅读自助具：握笔器、翻页器、书架、轮椅桌。

（7）行走自助具：助行器、手杖、腋杖、前臂杖等。

（8）特殊功能辅助器具：助听器、语言训练器、导盲器等。

5．指导改造生活和工作环境

行走不便以及需要助行器、轮椅助步者，对通道、房屋设施布局有特殊的要求。应对下列生活工作环境进行评估，找出问题，提出改进意见。

（1）门口：门口宽度大于轮椅宽度，不应有门槛、台阶。

（2）通道：行走不便和步行障碍者的通道侧壁离地 65～85cm 应有扶手。

（3）楼梯：每级高度≤15cm，宽度＞1.2m，两侧离地 65～85cm 应有扶手。

（4）厕所：坐便器高度应为 40～45cm，侧壁应有扶手。

（5）洗手池：洗手池底部能放入轮椅，装有长柄式水龙头等。

（6）浴盆：浴盆高度与轮椅座相应，底部防滑，盆周应有扶手、长柄式水龙头等。

（7）室内布置：床前、柜前、桌前要有足够的空间，餐桌、书桌能进入轮椅，经常取用的物品应在患者可及的高度等。

四、作业疗法中的注意事项

（1）安排作业疗法内容时，应依据患者的体力、病情、兴趣、生活与工作的需要而定，如在实施过程中，发现患者主动性不足，甚至产生厌烦情绪时，应及时分析原因，暂停作业活动或调整治疗处方。

（2）偏瘫、脑瘫等患者进行作业活动时，必须有康复人员或家属给予监护或指导，保证作业活动的安全性。

（3）仔细观察作业量、作业强度是否适合患者，如不相适应时，要定期评估，及时调整。

（4）有部分患者遇到困难易产生畏难情绪，缺乏信心，应不断鼓励，引导患者主动参与，培养他们坚强的意志、顽强的毅力。

（5）要根据患者的具体情况和循序渐进的原则安排作业活动，难度、作业量可不断递加，一般每次 20～40min，每日 1 次，8 周为 1 个疗程。

同 步 训 练

见情境导入，最近王奶奶出现了一些新症状，无法正确使用梳子、牙刷等日常生活工具，如何帮助其进行作业疗法训练？

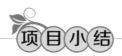

项目小结

本项目介绍了常用的康复护理技术，包括关节活动度训练、肌力耐力训练、平衡协调能力训练、步行训练、日常生活活动训练等技术及作业疗法。这些技术的掌握，对协助老年人进行各种病的康复具有重要的意义，如脑卒中、肩周炎、帕金森病等的康复均需借助这些技术。同时在进行康复护理的过程中，必须要争取患者及其家属的配合，才能取得理想的训练效果。

教学做一体化训练

● **重要概念**

被动运动　助力运动　主动运动　抗阻运动

● **课后讨论**

1. 关节活动度的被动训练适用于什么情况？
2. 肌力与耐力训练的区别与联系是什么？
3. 平衡能力训练的原则是什么？
4. 步行训练的主要程序是什么？
5. 日常生活活动训练的注意事项是什么？

● **课后自测**

一、不定项选择题

1. 步行的条件包括（　　　）

A. 肌力 2 级以上

B. 平衡与协调能力良好

C. 感觉功能及空间认知功能

D. 中枢控制正常

2. 平衡能力训练的原则包括（　　　）

A. 安全性原则

B. 循序渐进的原则

C. 身体重心逐步由高到低

D. 训练时从睁眼到闭眼

3. 下列哪项不属于作业疗法的注意事项（　　　）

A. 如在实施过程中，发现患者主动性不足，甚至产生厌烦情绪时，应鼓励患者坚持

B. 必须有康复人员或家属给予监护或指导，保证作业活动的安全性

C. 要根据患者的具体情况和循序渐进的原则安排作业活动

D. 仔细观察作业量、作业强度是否适合患者，如不相适应时，要定期评估，及时调整

二、操作训练

在合作企业中选择一名康复护理对象，为其提供一项康复训练技术，并评估训练效果。

教 学 做 一 体 化 训 练

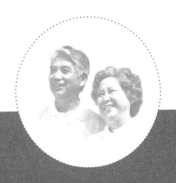

项 目 四

老年人常见病的康复护理方案制订

学 习
目 标

知识目标

通过本项目的学习，学生应能够：

1. 了解脑卒中、肩周炎、腰椎间盘突出症、颈椎病、帕金森病及类风湿性关节炎等老年人常见病的主要功能障碍；

2. 熟悉脑卒中、肩周炎、腰椎间盘突出症、颈椎病、帕金森病及类风湿性关节炎等老年人常见病的康复护理评估方法；

3. 掌握脑卒中、肩周炎、腰椎间盘突出症、颈椎病、帕金森病及类风湿性关节炎等老年人常见病的康复训练方法。

能力目标

通过本项目的学习，学生应能够：

1. 为患有脑卒中、肩周炎、腰椎间盘突出症、颈椎病、帕金森病及类风湿性关节炎等疾病的老年人制订康复护理方案；

2. 为患有脑卒中、肩周炎、腰椎间盘突出症、颈椎病、帕金森病及类风湿性关节炎等疾病的老年人实施康复护理方案。

素养目标

通过本项目的学习，学生应能够：

1. 与其他康复工作人员、老年人及其家属共同制订康复护理方案；
2. 制订康复护理方案时充分考虑老年人的实际情况，方案具有可行性。

随着康复医学的发展，康复疗效的凸显，常见疾病的康复从神经系统疾病、骨科疾患开始，发展到多个专业、系统。本项目编写了临床常见疾病的康复护理，这些疾病的康复医疗、康复护理均取得了较好的康复疗效。

任务一

脑卒中患者康复护理方案制订

情境导入

　　刘爷爷，72岁，患有高血压10年，冠心病7年。老伴2年前去世，为了能使刘爷爷得到更好的照顾，子女将他送到了医护一体的老年公寓。7天前刘爷爷晨起后发现左侧肢体无力，被急诊送入老年公寓附属医院，查头颅CT：右侧基底节区脑梗死。于5天前左侧肢体完全瘫痪，近4天病情无明显变化。查体：血压160/90mmHg，神志清楚，言语流利，心肺查体大致正常。饮水偶有轻度呛咳，左鼻唇沟浅，左侧肢体Brunnstrom I期，肌张力低，腱反射稍弱，左侧巴宾斯基征（＋），右侧正常。临床诊断：右侧基底节区脑梗死急性期；高血压；冠心病。

任务描述

　　作为刘爷爷的照护人员，为了使其能够尽早康复，并预防出现各种并发症，应如何对其进行康复护理？

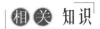相关知识

（一）主要功能障碍

由于病变的性质、部位、范围等不同，脑卒中患者可能单独发生某一种障碍或同时发生几种障碍，其中最常见的是运动功能障碍，即偏瘫。与康复护理有关的主要功能障碍如下：

1. 运动功能障碍

多表现为一侧肢体瘫痪，即偏瘫。恢复过程一般分为迟缓期、痉挛期和恢复期3个阶段。

2. 感觉功能障碍

偏瘫侧感觉受损但很少缺失，主要表现为痛觉、触觉、本体觉和视觉的减退或丧失。

3. 共济障碍

共济障碍指四肢协调动作和行走时的身体平衡发生障碍，又叫共济失调。

4. 言语障碍

发生率高达40％～50％，包括失语症和构音障碍。失语症是由于大脑半球优势侧（通常为左半球）语言区损伤所致，表现为听、说、读、写的能力障碍。构音障碍是由于脑损害引起发音器官的肌力减退、协调性不良或肌力改变而导致语音形成的障碍。

5. 认知障碍

认知障碍主要包括意识障碍、智力障碍、失认症和失用症等高级神经功能障碍。

6. 心理障碍

心理障碍表现为情绪障碍、行为障碍、社会适应不良和日常生活无规律性等心理问题。

7. 日常生活活动能力障碍

日常生活活动能力障碍表现为进食、梳洗、更衣、沐浴、转移、如厕等基本动作与技巧不能独立完成。

8. 继发性功能障碍

（1）膀胱与直肠功能障碍：表现为尿便失禁、尿便潴留等。

（2）肩部功能障碍：多因肩关节疼痛、肩关节半脱位和肩手综合征所致。

（3）关节活动障碍：因运动丧失与制动导致关节活动度降低、痉挛与变形，相关组织弹性消失，肌肉失用性萎缩，进而导致关节活动障碍。

（5）面神经功能障碍：主要表现为额纹消失、口角歪斜及鼻唇沟变浅等表情肌运动障碍。

（6）失用综合征：长期卧床，活动量明显不足，可引起压疮、肺感染、尿路感染、直立性低血压、心肺功能下降等失用综合征。

（7）误用综合征：病后治疗或护理方法不当可引起关节肌肉损伤、骨折、肩髋疼痛、痉挛加重、异常痉挛模式和异常步态、足内翻等。

（8）吞咽功能障碍：表现为进食呛咳、食物摄取困难、食物通过受阻而鼻腔返流；体征为流涎、声嘶、吸入性肺炎、营养不良和面部表情肌的不对称等。部分患者可能需要长期通过鼻饲管进食。

（9）深静脉血栓形成：主要症状包括小腿疼痛或触痛、肿胀和变色。

（二）康复护理评估

1. 运动功能评估

目前有许多有关脑卒中偏瘫运动功能的评估方法，如 Brunnstrom 法、Bobath 法、上田敏法等，其中 Brunnstrom 法是最常用的评估方法，此测定将上肢、手及下肢运动功能根据脑卒中后恢复过程中的变化，分为 6 个阶段或等级（见表 4-1-1）。

表 4-1-1　　　　　　　　　　Brunnstrom 偏瘫运动功能评估方法

阶段	上肢	手	下肢
Ⅰ. 弛缓、无反射	不能进行任何运动	无功能	不能进行任何运动
Ⅱ. 开始出现痉挛	无随意的共同运动、联合反应	可有轻微屈指动作	无随意的共同运动、联合反应
Ⅲ. 痉挛阶段	随意的共同运动	可做粗抓握，不能释放	随意的共同运动，取坐位和站位时，髋、膝、踝屈曲
Ⅳ. 部分分离运动，痉挛开始减轻	肘伸展位肩前屈 $90°$，手可放于腰后部，屈肘 $90°$ 和前屈 $180°$，肘伸展位旋前、旋后	侧捏在形成，可做少量伸指和一些拇指运动	坐位时足后滑，使屈膝大于 $90°$，屈膝 $90°$ 时踝背屈
Ⅴ. 分离运动，痉挛开始减轻	肘伸展位肩外展 $90°$ 和前屈 $180°$，肘伸展位旋前、旋后	用手掌抓握，能抓握球、柱状物	站立伸髋时屈膝，伸髋伸膝时踝
Ⅵ. 亚正常阶段	痉挛仅在快速运动时出现，双臂水平外展，双臂上举过头	可做各种伸抓、个别指活动、充分伸指	坐或站位时髋内外旋伴踝内外翻

2. 感觉功能评估

感觉功能评估包括浅感觉、深感觉和复合感觉。评估患者的痛温觉、触觉、运动觉、位置觉、实体觉和图形觉是否减退或丧失。脑卒中感觉功能评估的目的在于了解感觉障碍的程度和部位，指导患者正确选用辅助用具及避免在日常生活活动中发生伤害事故。

3. 平衡功能评估

临床中最常使用的是三级平衡检测法。Ⅰ级平衡是指在静态下不借助外力，患者可以保持坐位或站立位平衡；Ⅱ级平衡是指在支持面不动（坐位或站立位）身体某个或几个部位运动时可以保持平衡；Ⅲ级平衡是指患者在外力作用或外来干扰下仍可以保持坐位或站立平衡。

4. 认知功能评估

评估患者对事物的注意、识别、记忆、理解和思维有无出现障碍。例如：

（1）意识障碍是对外界环境刺激缺乏反应的一种精神状态。根据临床表现可分为嗜睡、昏睡、浅昏迷、深昏迷 4 个程度。临床上通过患者的语音反应、对针刺的痛觉反射、瞳孔对光的反射、吞咽反射、角膜反射等来判断意识障碍的程度。

（2）智力障碍主要表现为定向力、计算力、观察力等思维能力的减退。

（3）记忆障碍可表现为短期记忆障碍或长期记忆障碍。

（4）失用症常见的有结构性失用、意念运动性失用、运动性失用和步行失用。

（5）失认症可表现为视觉失认、听觉失认、触觉失认、躯体忽略和体象障碍。

5. 言语功能评估

评估患者的发音情况及各种语言形式的表达能力，包括说、听、读、写和手势表达。脑卒中患者常有以下言语障碍表现：

（1）构音障碍：是由于中枢神经系统损害引起言语运动控制障碍（无力、缓慢或不协调），主要表现为发音含糊不清，语调及速率、节奏异常，鼻音过重等言语听觉特性的改变。

（2）失语症：是由于大脑皮质与语言功能有关的区域受损害所致，是优势大脑半球损害的重要症状之一。常见的失语类型有运动型失语、感觉性失语、传导性失语、命名性失语、经皮质运动性失语、经皮质感觉性失语、完全性失语等。

6. 摄食和吞咽功能评估

（1）临床评估：对患者吞咽障碍的描述包括吞咽障碍发生的时间、频率；在吞咽过程发生的阶段；症状加重的因素（食物的性状、一口量等）；吞咽时的伴随症状（梗阻感、咽喉痛、鼻腔反流、误吸等）。

（2）实验室评估：视频荧光造影检查（video-fluorography），即吞钡试验，它可以精确地显示吞咽速度和误吸的存在，以了解吞咽过程中是否存在食物残留或误吸，并找出与误吸有关的潜在危险因素，帮助设计治疗饮食，确定安全进食体位。

（3）咽部敏感试验：用柔软纤维导管中的空气流刺激喉上神经支配区的黏膜，根据感受到的气流压力来确定感觉障碍的阈值和程度。脑卒中患者咽部感觉障碍程度与误吸有关。

7. 日常生活活动能力评估

脑卒中患者由于运动功能、认知功能、感觉功能、言语功能等多种功能障碍并存，常导致衣、食、住、行、个人卫生等基本动作和技巧能力的下降或丧失。常采用改良 Barthel 指数或功能独立性评估法（FIM）。

8. 心理评估

评估患者的心理状态，人际关系与环境适应能力，了解有无抑郁、焦虑、恐惧等心理障碍，评估患者的社会支持系统是否健全有效。

9. 社会活动参与能力评估

采用社会活动与参与量表评估。该量表分为理解与交流、身体移动、生活自理、与人相处、生活活动、社会参与 6 个方面，共 30 个问题，每个问题的功能障碍程度分为"无、轻、中、重、极重度"，相应分值为 1、2、3、4、5 分。

二、康复护理措施

（一）康复护理目标及训练原则

1. 目标

采用一切有效的措施，预防脑卒中后可能发生的残疾和并发症（如压疮、坠积性肺炎或吸入性肺炎、泌尿系感染、深静脉血栓形成等），改善受损的功能（如感觉、运动、语言、认知和心理等），提高患者的日常生活活动能力和适应社会生活的能力，即提高脑卒中患者的生活质量，重返家庭和工作岗位，最终成为独立的社会的人。

2. 训练原则

脑卒中的康复应从急性期开始，只要不妨碍治疗，康复训练开始得越早，功能恢复的可能性越大，预后越好。一般认为康复治疗开始的时间应为患者生命体征稳定，神经病学症状不再发展后48h可开始，应尽可能地减轻失用（包括健侧）。脑卒中康复治疗包括偏瘫肢体综合训练、平衡功能训练、手功能训练、言语功能训练、吞咽功能训练、作业治疗、理疗等，训练时要遵循以下原则：

（1）选择合适的早期康复时机。

（2）康复治疗计划是建立在康复评估的基础上，由康复治疗小组共同制订，并在治疗方案实施过程中逐步加以修正和完善。

（3）康复治疗始终贯穿于脑卒中治疗的全过程，做到循序渐进。

（4）康复治疗要有患者的主动参与和家属的积极配合，并与日常生活和健康教育相结合。

（5）采用综合康复治疗，包括物理治疗、作业治疗、言语治疗、心理治疗、传统康复治疗和康复工程等方法。

（二）急性期的康复护理

急性期一般持续2～4周，只要患者病情稳定48h后就可以开始，本期护理的主要目的是抢救生命，早期康复介入，预防并发症，为功能恢复训练做好准备。

1. 良肢位的摆放

正确的体位可以对抗痉挛，防止异常模式的出现。脑卒中偏瘫患者的典型痉挛模式表现为上肢的屈肌模式（或称屈肌优势），下肢的伸肌模式（或称为伸肌优势），具体见表4-1-2和图4-1-1。

表4-1-2　　　　　　　　　脑卒中偏瘫患者典型的痉挛模式

部　位	痉 挛 模 式
上肢	肩胛骨回缩，肩带下降，肩关节内收、内旋，肘关节屈曲伴前臂旋后（某些患者前臂旋前），腕关节屈曲并向尺侧偏斜，手指屈曲、内收，拇指屈曲内收
下肢	患侧骨盆旋后、上提，髋关节伸展、内收、内旋，膝关节伸展，足跖屈、内翻足趾屈曲、内收（偶有大趾伸展）

（1）患侧卧位：患侧在下，健侧在上。头用高度适中的枕头支撑，患侧肩充分前伸，避免其后缩和受压，肘关节伸展，前臂旋后，掌心向上，躯干稍后仰。患侧下肢髋关节伸展，膝关节轻度屈曲。健侧上肢可放在身上或身后的枕头上，以防患侧肩胛骨回缩。健侧腿的髋、膝关节屈曲，其下方放一长枕支撑。患侧卧位是最有治疗意义的体位，该体位可以增加患侧感觉输入，牵拉整个偏瘫侧肢体，从而有助于对抗痉挛。健侧手在上面还可以自由活动。具体见图4-1-2。

（2）健侧卧位：健侧在下，患侧在上。头下垫枕，在躯干的前后各放一个枕头，患肩充分前伸屈曲，肘关节伸展，前臂旋前，腕、指关节伸展，患侧上肢放于胸前枕上。患侧下肢髋、膝关节自然屈曲向前，其下方垫软枕。健侧肢体自然放置。具体见图4-1-3。

（3）仰卧位：仰卧位易引起压疮和诱发异常反射活动，应尽量少用，或与前两种卧位交替使用。头下垫枕，患肩及下方垫一长枕，使患肩上抬，肩关节外展、外旋，肘、腕及手指关节伸展，掌心向上。患侧髋及大腿下放一长枕，使患髋、膝伸展，踝背屈90°，以防髋关节外旋。具体见图4-1-4。

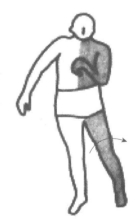

图4-1-1　偏瘫患者的典型痉挛模式

为了避免压疮和肺部感染的发生，应及时进行体位的转换。在生命体征稳定并确保呼吸道通畅的情况下，应每2～3h转换一次体位。

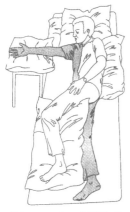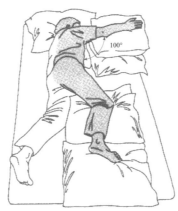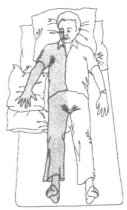

图4-1-2　患侧卧位　　　　图4-1-3　健侧卧位　　　　图4-1-4　仰卧位

2.关节活动度训练的护理

急性期偏瘫患者的关节无自主运动，主要以被动活动为主，只要生命体征平稳，即可进行被动运动。早期进行关节活动度的训练，既可维持关节正常的活动范围，又可有效地预防关节肿胀、肌肉萎缩，从而促进患侧肢体主动运动的出现。活动的主要顺序是从健侧到患侧、从肢体近端到远端进行，一般每天进行2～3次，每次进行5min以上。重点进行肩关节外展、外旋和屈曲，肘关节屈伸，腕及手指屈伸，髋关节伸展、外展，膝关节伸、屈，足外翻、背屈等活动。训练时要注意活动幅度由小到大，用力适度并要保护好关节。

3.床上运动的护理

早期床上运动是脑卒中康复的主要内容之一，应尽早进行，使患者从被动活动过渡到主动活动，并能预防压疮等并发症。

（1）上肢自助运动：双手交叉握住，患侧手拇指置于健侧手拇指之上（临床称为Bobath握手，具体见图4-1-5），练习用健侧手带动患侧手向前上方举过头顶并停留片刻，再缓慢地返回胸前，每日数次，每次10～20个。

（2）翻身训练：定时翻身（每2h一次）能有效预防压疮，促进全身反应和肢体活动，对患者具有重要意义。起初应以被动为主，待患者掌握动作要领后，由其自主完成。但深昏迷、生命体征不稳定的重症脑卒中患者应禁止或谨慎翻身。蛛网膜下腔出血患者要观察4周左右才能谨慎地进行康复训练。

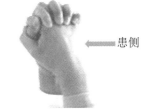

图4-1-5　Bobath握手

向健侧翻身时，屈肘，健侧前臂拖住患侧肘部和前臂，健足插入患腿下方，健腿抬起患腿向左（右）移动，旋转身体，并以健肢带动患肢翻向健侧。向患侧翻身时，Bobath握手，肘关节伸展，肩关节屈曲90°，头转向患侧；先将双手摆向健侧，再用力摆向患侧，利用惯性向患侧翻身。

（3）桥式运动（仰卧屈髋屈膝挺腹运动）：仰卧位，上肢自然放于体侧，双下肢屈髋屈膝，足踏于床面，伸髋使臀部抬离床面，维持此姿势并酌情持续5～10s。

双桥运动：患者取仰卧位，上肢放于体侧，手掌向下压在床面上，双下肢屈髋屈膝，双足平踏于床面，照护人员帮助患者建立这种卧姿。当下肢能稳定地放好以后，让患者利用腰背肌和手臂的支撑，做伸髋，使臀部抬离床面，维持此姿势并酌情持续5～10s；抬臀练习，患者前臂内旋，手掌心向下压床，以防止肩内旋。这种承受重力和腰背肌的练习可促进上肢的活动能力，起到稳定肩关节、骨盆和脊柱的平衡作用。具体见图4-1-6。

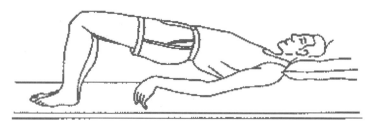

图4-1-6 双桥运动

单桥运动：患者健腿伸展放于床面，由患侧下肢支撑将臀部抬离床面，见图4-1-7。

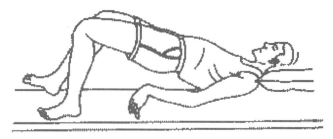

图4-1-7 单桥运动

动态桥式运动：在做双桥运动时，双髋做内收内旋和外展外旋运动。

（4）侧方移动：仰卧位，先做双桥运动，然后再向左（右）移动臀部，待臀部放至床面后，分别移动肩、头部，最后调整全身姿势。

（三）亚急性期（恢复早期）康复护理

本期相当于Brunnstrom分期的Ⅱ～Ⅲ期，主要治疗目标除预防常见并发症外，还应减轻患肢肌痉挛的程度和缓解异常运动模式（上肢屈肌痉挛和下肢伸肌痉挛模式），促进分离运动引出，加强患肢的主动运动并与日常生活活动相结合。一般认为，脑卒中功能恢复的最佳时期是发病后3个月。此期除继续进行急性期的各种训练之外，主要是加强协调性和选择性随意运动为主的训练，并与实际生活相结合，最大限度地改善运动功能，克服障碍，提高日常生活活动的自理能力，争取回归社会。

1. 关节活动度的训练

由被动运动到主动运动，从而逐渐恢复原有关节活动的范围。

2. 抑制肌痉挛训练的护理

继续通过对抑制躯干肌、上肢肌和下肢肌的痉挛训练，改变其异常模式，恢复正常模式。

3. 床边坐起训练

只要病情允许，应尽早坐起来，防止压疮、静脉血栓等并发症。对于长期卧床者，为避免突然坐起而产生体位性低血压，应先做半坐位（约 30°）坐起，当患者能坚持 30min 以上并无不适时，可逐渐增大角度、增加次数和延长时间。如能在 90°坐位坚持 30min，则可进行床边坐起训练。

（1）从患侧坐起：先翻向患侧卧位，Bobath 握手，患者用健手支撑的同时用力抬起上部躯干坐起。照护人员一手在患者肩背部给予向上的辅助，另一手辅助患侧下肢移向床边并自床缘垂下。

（2）从健侧坐起：先翻向健侧卧位，患侧上肢放于体前，健侧下肢置于患侧下肢的下面，患者一边用健侧臂支撑，一边用力抬起躯干，健侧下肢抬起患侧下肢移至床边并沿床沿垂下。必要时，照护人员一手在患者肩背部给予向上的辅助，另一手帮患侧下肢移向床边。

注意：若床较高，则应事先准备一个高度合适的木凳，便于患者取坐位后垫子足底，双脚不能悬空。

4. 坐位训练

与卧位相比，坐位可促进身体和精神状态的改善，促进血液循环和代谢，因此要尽量早坐。

（1）床上坐位：此时多宜后靠，呈半卧位，半卧位时躯干屈曲，强化下肢伸肌痉挛。因此，原则上不主张半卧位，仅在患者进食、排泄等情况下采用。建议保持患者躯干端正，用大枕头垫于身后，使髋关节屈曲 90°，膝部微屈，防止躯干后仰，肘和前臂下垫枕，以防肘部受压。

（2）保持正确的坐姿：正确坐姿是头部中立位，躯干正直，尤其患肩不得偏向后方。髋、膝、踝关节均 90°屈曲位（三屈位）；臀部尽可能坐在椅子的偏后侧，以防臀部过度前置，引起躯干后倾，可借助镜子保持双侧臀部同等负重；小腿部分保持与地面垂直，避免出现患髋关节外展、内旋、足内翻、下垂，躯干倾斜，两侧臀部负重不均等。

椅子和轮椅的调整，尽可能保证患者坐得舒适、正确。有时需要对椅子或轮椅进行调整，满足以下条件：椅面保持水平，椅面高度应适合患者的身高及肢体长度，可用较硬海绵垫、木板足垫调整，保持髋、膝、踝关节的 90°屈曲。也可用简单辅助用具防止不良坐姿，如髋关节外旋；在双膝间夹一皮球（直径 10cm），使患者主动收缩髋关节内收肌，有效防止髋关节外旋；踝关节内翻，可在患足下垫一楔形板。

使用轮椅，应注意保护肩关节：利用轮椅扶手保持肩部的正常位置，防止肩部的下坠和肩胛骨后缩。在轮椅扶手放置前臂的位置上固定一块软板，防止长期压迫肘部损伤尺神经。在轮椅扶手放手的位置固定一块较大的硬海绵，使患手置于其上时自然形成腕关节背伸位。前臂有旋前屈曲倾向时，可在轮椅放手的位置固定一个小立柱，嘱患者握住立柱，保持前臂中立位。

5. 坐位平衡训练

偏瘫患者需进行坐位平衡训练，为步行做好准备。

（1）治疗床坐位平衡的训练：患者脊柱必须保持伸展位；床的高度要适当，使患者坐位时膝关节保持 90°，双足可平放在地面上。由双手支持过渡到患侧手五指分开压在床上，使患侧上肢负重。同时可以取 Bobath 手训练上肢向前及左右伸展、上举等功能。

（2）轮椅坐位平衡训练：只要患者的一般情况允许就应尽早从床转移到轮椅上。由于轮椅的靠背使脊柱屈曲过度，应在其背后放一块比较硬的泡沫板，以保持躯干直立的坐位。这块板应可调节，这样坐在桌前时板可以前倾。其上肢应放在前面的桌子上，脊柱伸展、髋屈曲，当采用这种体位时，可以避免患者取坐位和半卧位时在轮椅上下滑的倾向。当患者从轮椅上往下滑时，应帮助患者纠正姿势。照护人员应将双脚平放在地上并屈膝，患者 Bobath 握手、身体前倾，照护人员站在患者前面，用双膝抵住患者膝部，以防止其从轮椅上进一步下滑，令患者身体尽量前倾，在重心转移至脚上的同时抬起臀部。照护人员指导患者的手伸向一侧，在大转子部位充分地抓住患者的髋部。这种方法也是为帮助患者从坐位到站位作准备。

6. 坐站转移训练

患者坐于床边，双足平放在地面上，身体前倾，将重心前移至双下肢。照护人员要面向患者前方站立，将患者双上肢搭在自己肩上，照护人员用双手扶住患者腰部给予协助，同时用自己的膝部抵住患侧膝部以利于其站立。若患者下肢力量恢复较好时也可让患者独立站起，即患者双足分开一脚宽，Bobath 握手伸，上肢伸展前伸，身体前倾，重心移至双下肢，抬头向前，慢慢伸髋、伸膝站起。

可通过调节座位的高度进行坐站转移的运动控制训练。坐站转移是在患者能够完成卧坐转移的基础上进行的，初练习时必须注意防止患者跌下床。

7. 站立训练

（1）起立床训练：早期的起立床训练可预防直立性低血压。通过患肢负重，可获得直立的感觉刺激，并通过反射机制诱发肌张力。

（2）患侧下肢支撑训练：健侧腿屈髋屈膝，足放在照护人员腿上，使患腿伸直负重；为避免患侧膝关节过度伸展，用手辅助膝关节保持屈曲15°左右。随着患侧下肢负重能力逐渐提高，照护人员可用另一手握住患者的健侧足，使之向下踩的力量减弱，从而使患腿从有支持逐步过渡到无支持站立平衡状态。

（3）站立平衡训练：患者可先扶持站立，如平行杠内站立，逐渐脱离支撑，重心移向患侧，逐步过渡到患侧单腿站立，训练患侧的负重能力。能徒手站立后，再进行站立Ⅲ期平衡训练。

8. 步行训练

一般在患者达到动态平衡以后，单侧下肢的肌力达到体重的3/4以上，或双下肢的伸肌（主要是股四头肌和臀大肌）肌力应达3级以上，并可向前迈步时才开始步行训练。先平行杠内步行或扶持步行，然后助行器步行（四足杖→三足杖→单足杖）到徒手步行。之后过渡到复杂步行练习，如高抬腿步、弓箭步、绕圈走、转换方向走、越过障碍走，步行耐久力及稳定性、协调能力的训练等。

9. 上下台阶训练

上下台阶训练要按"健腿先上，患腿先下"的原则，照护人员可在患侧给予适当的帮助。上楼时，健足先放在上级台阶，伸直健腿，把患腿抬到同一台阶；下楼时，患足先下到下一级台阶，然后健足迈下到同一级台阶。在进行训练前应给予充分的说明和示范，以消除患者的恐惧感。步态逐渐稳定后，指导患者用双手扶楼梯栏杆独自上下楼梯。可根据患者的体力和患侧股四头肌力量等情况，酌情增加运动次数和时间。具体见图4-1-8。

（四）恢复中后期康复护理

本期相当于 Brunnstrom 分期的Ⅳ—Ⅵ期，主要康复目标是加强协调性和选择性随意运动，并结合日常生活活动进行上肢和下肢随意运动的强化训练，同时注意抑制异常的运动模式。部分偏瘫患者的运动障碍与其感觉缺失有关，因此，在偏瘫运动功能训练的同时，改善各种感觉功能的康复训练对运动功能恢复十分重要。

日常生活活动能力训练：早期即可开始，通过持之以恒的日常生活活动能力训练，争取患者能

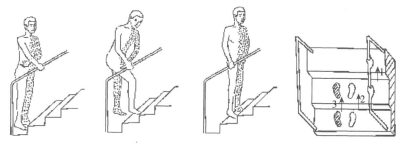

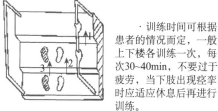

上阶梯时的肢体运动顺序是：健侧手扶栏杆（或健侧手持拐杖）→健侧下肢→患侧下肢

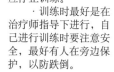

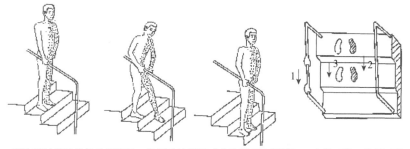

·训练时间可根据患者的情况而定，一般上下楼各训练一次，每次30~40min，不要过于疲劳，当下肢出现痉挛时应适应休息后再进行训练。

·如果出现血压高或心脏不适等症状，则应停止训练。

·训练时最好是在治疗师指导下进行，自己进行训练时要注意安全，最好有人在旁边保护，以防跌倒。

下阶梯时的肢体运动顺序是：健侧手扶栏杆（或健侧手持拐杖）→患侧下肢→健侧下肢

图4-1-8　上下台阶训练

自理生活，从而提高生活质量。训练内容包括进食方法、个人卫生、穿脱衣裤鞋袜、床椅转移、洗澡等。为完成日常生活活动训练，可选用一些适用的装置，如便于进食饲喂的特殊器皿、改装的牙刷、各种形式的器具及便于穿脱的衣服。

穿衣训练：选宽松、肥大、前面开襟的衣服，拉锁、纽扣可改为魔术贴，裤带、鞋带可用松紧带。先穿患侧，再穿健侧；先脱健侧，再脱患侧。

进食训练：将碗等用吸盘固定于桌上，防止移动时打翻，用粗把汤匙或改良筷子，也可鼓励健手进食。

个人卫生训练：梳头、洗脸、剪指甲、剃须、化妆等，可选健手协助患手训练，也可佩戴辅助器具。如洗脸时，借助水龙头拧干毛巾；洗澡时，坐在防滑椅子上；上厕所时，用坐便器和安装扶栏等。

（五）后遗症期的康复护理

一般病程经过1年左右，患者经过治疗或未经积极康复，患者可以留有不同程度的后遗症，主要表现为肢体痉挛、关节挛缩变形、运动姿势异常等。此期康复护理的目的是指导患者继续训练和利用残余功能，此外，训练患者使用健侧肢体代偿部分患侧的功能，同时指导家属尽可能改善患者的周围环境，以便于争取最大限度的生活自理。主要包括以下几方面：

（1）进行维持功能的各项训练。

（2）加强健侧的训练，以增强其代偿能力。

（3）指导正确使用辅助器具，如手杖、步行器、轮椅、支具，以补偿患者的功能。

（4）改善步态训练，主要是加强站立平衡、屈膝和踝背屈训练，同时进一步完善下肢的负重能力，提高步行效率。

（5）对家庭环境做必要的改造，如门槛和台阶改成斜坡，蹲式便器改成坐式便器，厕所、浴室、走廊加扶手等。

（六）言语障碍的康复护理

脑卒中患者如果病变损伤了优势半球的言语中枢，那么可引起言语功能异常。临床表现为失语症、言语失用症和失写症，其中失语症最常见，分类也最复杂。失语对患者生理和心理上造成极大的不良影响，有时甚至超过运动功能障碍，因此，重建言语功能极为重要。

一般来讲，语言训练越早越好。首先，采用受损最小的交往渠道和患者建立感情联系，如患者不能独立讲话和阅读，可用一些患者能利用表达要求的画片，以后可采用单词或短语卡片，每次训练都应耐心，反复示范。并尽可能采用相同方式，必须尽力避免因开始的几次失败而放弃训练，要使患者有信心，有兴趣，保持积极的态度，对交往产生持久的愿望。其次，了解失语类型，对不同类型的失语患者训练的侧重点亦不同。命名性失语主要为遗忘症，护理时应有意识地反复说出有关事物的名称，强化记忆。运动性失语主要是构音困难，照护人员应着重给患者示范口形，面对面地说教。语言训练与整体康复应同时进行，包括活动、言语、心理或情感的训练，每种功能训练的成功可能对其他功能的恢复起积极作用，故言语训练与其他整体康复训练同步进行，才能取得更好的效果。

（七）心理和情感障碍的康复护理

患者往往在脑卒中早期表现出对疾病的否认和不理解，尤其是患者有半身忽略障碍时，患者自觉能长时间活动，完全否认有偏瘫。照护人员应被动运动患者患侧，保持其关节活动度，采用患侧卧位增加体位感觉刺激，使患者了解患肢的存在。而且不能操之过急，以免患者产生抑郁、失望等严重心理活动。脑卒中急性期过后，由于躯体残废的挫折，对后果的担心，不甘成为残废和依赖他人，工作和地位的丧失等都可能造成患者的抑郁情绪。护理时重要的一点就是把抑郁症和单纯丧失信心或伴有智能障碍的不稳定情绪区别开来，对持久的抑郁状态要给予安慰、劝说、鼓励和支持，同时适当地给予抗抑郁药物治疗。此外，在康复治疗的最早几周，患者功能恢复的速度较快，易导致患者对康复寄予过高的期望，甚至会认为机体功能的丧失是暂时的。这种想法往往使患者在康复中后期不愿意接受恢复速度的减慢，更不愿接受康复过程中的平台期，即达到一定阶段后，很难在短期内再向前进步。此时，患者往往会千方百计地寻求各种治疗或情绪较烦躁，这种情绪的改变若不及时纠正，可能会造成乱投医用药的情况。所有的心理和情感问题都会严重影响患者的功能恢复，影响患者及家庭的生活和工作。因此，必须对脑卒中患者的心理和情感障碍予以高度重视，及时了解患者的心理状况，及时予以疏导，做相关的健康教育，让患者认识偏瘫及其他功能障碍，了解偏瘫恢复的特点及康复治疗的流程，积极参与康复治疗，尽早达到最大限度的恢复。

（八）常见并发症的康复护理

1. 肩关节半脱位

这种并发症在脑卒中偏瘫患者中很常见，是肩关节的肱骨头向下脱离肩胛骨的关节盂所致。护理的关键是做好预防，注意良肢位的摆放，训练时禁忌拖拉患侧肩，应进行全关节范围的无痛活动。

（1）预防：坐位时，患侧上肢可放在轮椅的扶手或支撑台上，防止重力作用对肩部的不利影响。

（2）手法纠正肩胛骨位置：照护人员站在患者前方，向前抬起患侧上肢，然后用手掌沿患肢到手掌方向快速反复地加压，并要求患者保持掌心向前，不使肩关节后缩。

（3）物理因子治疗：用冰快速按摩有关肌肉，可刺激肌肉的活动，对三角肌及冈上肌进行功能性电刺激或肌电生物反馈治疗也有效。

（4）针灸、电针：可能对肌张力的提高有一定作用。

（5）被动活动：在不损伤肩关节及周围组织的情况下，维持全关节无痛性被动活动，应避免牵拉患肢，而引起肩痛和半脱位。

2. 肩—手综合征

此并发症主要表现为肩部疼痛、手部肿痛、皮温增高等症状。偏瘫性肩痛是成年脑卒中患者最常见的并发症之一，治疗原则是早发现、早治疗，特别是发病的前三个月内是治疗的最佳时期。

（1）预防措施：避免上肢受外伤（即使是小损伤）、疼痛、过度牵张、长时间垂悬，已有水肿者应避免输液。对严重的肩痛，应停止肩部和患侧上肢的运动治疗，适当选用一些理疗（如高频电疗、光疗等）。

（2）正确的肢体摆放：卧位时患肢抬高，坐位时把患侧上肢放在前面的小桌上或扶手椅的扶手上。在没有上述支撑物时，则应在患者双腿上放一枕头，将患侧上肢置于枕头上。

（3）对患侧手水肿者，照护人员可采用长线从末梢向心加压缠绕：用1～2mm的长线，从远端到近端，先拇指，后其他四指，最后手掌手背，直到腕关节上，再从远端一一解开绳子，每天反复进行。此方法简单、安全、有效（见图4－1－9）。

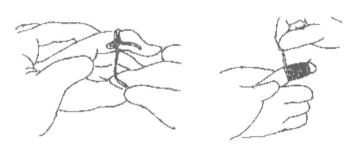

图4－1－9　长线缠绕

（4）冷疗：用湿润的毛巾包绕整个肩、肩胛和手指的掌面，每次10～15min，每天2次；也可以用9.4～11.1℃的冷水浸泡患侧手30min，每天1次，有解痉、消肿的效果。

（5）主动、被动运动：早期在上肢上举的情况下进行适度的肩关节活动，在软瘫期，照护人员可对患者做无痛范围内的肩关节被动运动。

3. 脑卒中后疼痛

脑卒中后疼痛发生率很高，在积极治疗原发病的基础上，可采取心理治疗、物理治疗、针刺治疗和药物治疗等方法。

4. 脑卒中后抑郁症

抑郁是脑卒中后常见的伴随症状，也是影响脑卒中生命质量最重要的因素之一。其治疗方法包括心理治疗和抗抑郁药物的治疗。

（一）预防脑卒中的发生和复发

其常用措施为：（1）积极治疗原发性疾病，如高血压、动脉硬化、高脂血症、糖尿病、短暂性脑缺血发作及有关的心脏病等；（2）养成良好的生活方式，如戒烟、节制饮酒、减肥/控制体重、合理饮食、适当运动、注意精神卫生等；（3）强调放松治疗、避免应激、保持情绪平稳以及注意保护、防止跌倒等。

（二）营造良好的康复环境

照护人员要调整患者的心理状态，使其积极乐观地面对现实，主动训练，争取最大限度的生活自理和回归社会。居住环境大小要考虑到轮椅活动的空间，不设门槛，地面防滑；浴室应有洗澡凳，墙上安置扶手，淋浴旁安装单手拧毛巾；便器以坐式为宜，坐便器周围或坐便器上有扶手以方便和保护患者。房间的布置应尽可能使患者能接受更多的刺激。床的位置要便于使所有活动都发生在患侧；重视患侧功能恢复，床头柜、电视机等应安置在患侧。

（三）帮助患者正确对待疾病及其残疾

要鼓励患者积极治疗，对功能障碍要早期康复防止误用综合征；教育患者，使其认识到后遗症的康复是一个长期的过程，需进行维持性训练以防功能退步。对长期卧床的患者，要教会患者家属正确的护理方法，以防压疮、感染等并发症及废用综合征。

（四）进行自我健康管理的指导和宣教

贯穿"代替护理"为"自我护理"的理念，训练患者和其亲属的自我护理技术和能力；按时服药、坚持训练、定期到医院检查，让其获得最大的康复机会和效果。

（五）对患者进行心理健康指导

脑卒中后功能障碍的患者，生活完全或部分不能自理，功能恢复缓慢，这时患者容易丧失信心，照护人员要指导患者始终保持情绪稳定，培养良好的兴趣和爱好，如打太极拳、写字、积极参加社会活动等，从而唤起对生活的乐趣，这样有助于全面康复。

同 步 训 练

阅读情境导入，完成以下任务：

1. 为刘爷爷摆放床上良肢位。

2. 协助刘爷爷进行床上翻身与转移训练。

3. 刘爷爷经恢复2周后，出现了肩痛及手浮肿，应如何处理及早期预防？

任务二

肩关节周围炎患者康复护理方案制订

情境导入

张阿姨，63岁，退休前是一名图书管理员，3个月前不明原因引起左肩关节疼痛伴活动受限，天气变冷或夜间疼痛加剧。体格检查：左肩关节僵硬，外展60°、后伸30°、左肩峰下及小结节处压痛（＋）。诊断：左肩关节围炎（左肩周炎）。予以针灸、热疗、按摩及药物治疗1周后缓解，继续康复治疗。

任务描述

请为张阿姨介绍肩周炎的分期，并为其提供各个阶段的康复护理，指导其正确保护肩关节。

 知识

一、概述

肩关节周围炎简称肩周炎，临床表现以疼痛与功能障碍为主要特征，多见于中年人和老年人，50岁左右易患，因而有"五十肩"之称。如肩关节疼痛持续3个月以上仍无肩关节功能障碍，可排除肩周炎。本病有自愈趋势，但病程较长，一般可达2年。

肩周炎的发病可能与某些代谢障碍或局部循环障碍有关，临床表现可分为3个阶段。

1. 第Ⅰ期

急性期，是肩周炎的急性发病阶段，是由于炎症、疼痛而引起反射性肌肉痉挛等为主要病理变化，而无软组织粘连等不可逆转的病理改变。临床表现以疼痛和肩关节的功能障碍为主要特征，是肩周炎的初期阶段。

2. 第 II 期

冻结期，是肩周炎的急性发病过程迁延至慢性的发病阶段，此时肩疼痛的症状减轻。但由于关节周围软组织在炎症反应以后发生挛缩、增生、肥厚和粘连等，严重限制了肩关节活动，所以此期为软组织发生器质性病理改变的阶段。

3. 第 III 期

恢复期，炎症过程自行消退（如果自然发展的话），病理停止发展。所有的症状得到缓解，如果能坚持锻炼，功能可逐渐得到一定恢复，否则功能往往不会自行恢复。

二、主要功能障碍

1. 疼痛

疼痛为主要症状，疼痛的特点一般位于肩部前外侧，也可向后背和手臂放射。由于疼痛可能引起其他许多问题，因此解除疼痛是康复治疗的重要目的，也是患者的迫切要求。

2. 肢体活动障碍

肩周炎患者因肩部疼痛、肌肉痉挛、关节囊和肩部其他软组织的挛缩及粘连而直接导致肩关节活动受限。时间长者出现三角肌肌肉萎缩，肩关节屈曲、外展、内旋和外旋均受限，从而严重影响日常生活活动。

3. 日常生活活动能力下降

肩周炎患者由于疼痛及肩关节活动受限，使日常生活和工作受到极大影响，甚至梳头、穿衣、提物、个人卫生、站立行走等基本活动明显受限。

4. 心理障碍

肩周炎患者可因严重而持续的疼痛造成情绪波动不稳，严重者可产生焦虑和忧郁，如果病程迁延较长则可能产生悲观失望。

三、康复护理评估

本病的评估主要侧重于疼痛的程度评估，可采用视觉类比法及肩关节的 ROM 测量。此外，由于肩关节活动受限，因而常严重影响日常生活活动，故还可进行综合性评估，如日常生活活动评估等。这里推荐采用肩关节功能评估量表，其具体评估标准见表 4-2-1。

表 4-2-1　　　　　　　　　　　　肩关节功能评估量表

项　目	评 分 标 准		得分	小计
1. 疼痛 （30分）	无	30		
	有时略微疼痛，活动无障碍	25		
	轻度疼痛，普通活动无障碍	20		
	中度疼痛，能够忍受	10		
	高度疼痛，活动严重受限	5		
	因疼痛而完全不能活动	0		

续前表

项　目		评　分　标　准						得分	小计
		6	5	4/3 *	2	1	0		
2. 肩关节活动范围（25分）	前屈	>150	149～120	119～90	89～60	59～30	<30		
	外展	>150	149～120	119～90	89～60	59～30	<30		
	外旋		>60	59～40	39～20	19～10	<10		
	内旋		>60	59～40	39～20	19～10	<10		
	后伸			>45	44～30	29～15	<15		
3. 肌力（5分）	5级	4级	3级	2级	1级	0级			
	5	4	3	2	1	0			
4. 日常生活活动能力（35分）		容易完成	勉强、疼痛、困难		无法完成				
	穿上衣	5	3		0				
	梳头	5	3		0				
	翻衣领	5	3		0				
	系围裙	5	3		0				
	使用手纸	5	3		0				
	擦对侧腋窝	5	3		0				
	系腰带	5	3		0				
局部形态（5分）	无异常	轻度异常	中度异常		重度异常				
	5	3	2		0				
（备注：＊外旋、内旋、后伸为3分）			总分：　　分						
评估者：			评估日期：　　年　月　日						

　　说明：肩关节功能评估根据疼痛（P）、ROM（R）、日常生活活动（A）、肌力（M）和关节局部形体（F）等5方面进行综合评估，总分为100分。P：根据患者自觉疼痛和影响活动评分，总分30分；R：根据患侧肩关节ROM评分，总分25分；A：根据7项日常生活活动评分，总分35分；M：根据Lovette分类法，徒手肌力检查肩关节5大肌群（前屈、后伸、内旋、外旋和外展）的肌力进行综合评分，总分5分；F：根据肩关节有无脱位、畸形、假关节形成及其程度进行评分，总分5分；然后在治疗前后分别进行评测，分值越高，肩关节功能越好。

四、康复护理措施

（一）急性期康复护理

　　急性期一般持续2～4周，康复护理重点是消炎止痛、缓解肌肉痉挛、改善局部血液循环、预防关节功能障碍。

　　1. 良肢位的摆放

　　一般取健侧卧位，在患者胸前放置普通木棉枕，将患肢搭放于木棉枕上。患侧卧位时，在患侧肩下放置一薄枕，使肩关节呈水平位，如此可使肌肉、韧带及关节获得最大限度的放松与休息。避免俯卧位，俯卧位既不利于保持颈、肩部的平衡及生理曲度又影响呼吸道的通畅。

　　2. 物理治疗

　　可选择应用低中频电疗、超短波疗法、微波疗法和蜡疗等。冷疗可使感觉的敏感性降低，从而有解痉、镇痛等作用，方法可用冰袋、冰按摩，每次治疗时间为30min左右。

　　3. 运动疗法

　　急性期疼痛严重者可短期用三角巾悬吊使肩暂时制动。但在不引起明显疼痛的情况下仍可做适当活动,如于站立或坐位,患肩悬吊下,上体向患侧侧屈,并稍前倾使肩离开胸壁和外展至最大幅度;再同上体位做前后、左右摆动与以垂直轴为轴心绕环动作,以上各做3～5次。其目的在于松弛肩部肌肉,改善局部血液循环。

4. 药物治疗

在早期疼痛较重时,可服用消炎镇痛药物或舒筋活血药物,也可外用止痛喷雾剂、红花油等,适当的物理治疗可改善血液循环,消除肌肉痉挛,防止粘连,并有一定的止痛作用。必要时加服镇痛剂,如痛力克、曲马多等,以增强消炎止痛的作用。

5. 推拿及针灸

推拿按摩对解除肌肉痉挛、缓解疼痛具有一定效果,多采用和缓放松的手法。此期患者也常配合针灸治疗。

6. 封闭治疗

封闭治疗可作痛点注射或肱二头肌、长头肌腱鞘内封闭,以及盂肱关节腔内注射。疼痛剧烈时可作颈交感神经节封闭。

(二)慢性期康复护理

此期主要是治疗关节功能障碍和防治肌肉萎缩、肌力减弱,并辅以消炎止痛。

1. 运动疗法

运动疗法以肩关节活动度练习为主,辅以肌力练习。肩关节活动度练习,可徒手和使用体操棒、肋木、吊环等作主动和助力运动练习;同时合并使用被动关节活动度练习和中西医结合的按摩手法治疗。

(1)下垂摆动练习(见图4-2-1)。躯体前屈90°左右,使患臂自然下垂,将肩关节的肌肉、肌腱放松。然后做前后、内外、画圈摆动练习。摆幅要由小至大,每次要摆动到手指微有发胀、麻木感为止。直腰稍休息后,然后手持约1～2kg重物,再按上法进行练习。以上每日练习数次。合并高血压患者,前屈体位不应过低。此法亦可在俯卧位下进行,即将患臂垂于床边,按上法进行练习。

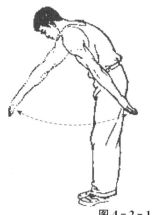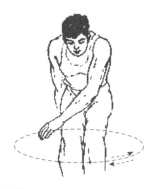

图4-2-1 下垂摆动练习

(2)体操棒练习。以健肢带动患肢活动。

1)肩关节前屈练习(见图4-2-2):

① 站立位,双脚与肩同宽,双手下垂手掌向下握住健身棒,间距约40～60cm。

② 双臂向前向上举过头顶,并在所能达到的最高点维持姿势不动。

③ 注意保持躯干挺直，双肘伸直，不要后仰或屈肘。

④ 练习时，每天 1～2 组，每组 10 次，每次坚持 5s。

2）肩关节后伸练习（见图 4-2-3）：

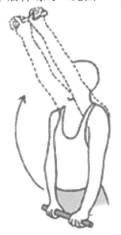

图 4-2-2　肩关节前屈练习

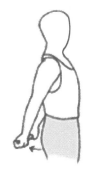

图 4-2-3　肩关节后伸练习

① 站立位，双脚与肩同宽，双手背后握住健身棒，间距约 40～60cm。

② 双臂向后伸使健身棒离开身体，并在所能达到的最远点维持姿势不动。

③ 注意保持躯干挺直，双肘伸直，不要前驱或屈肘。

④ 练习时，每天 1～2 组，每组 10 次，每次坚持 5s。

3）肩关节外旋练习（见图 4-2-4）：

① 仰卧位，双肘弯曲 90°，使上臂自然放在床上，前臂与身体垂直，双手掌向上握住健身棒，间距与肩同宽。

② 健侧手臂用力，借助健身棒将患侧手臂向外推，并在所能达到的最外侧点维持姿势不动。

③ 注意保持上臂和肘关节不动，始终贴住身体两侧。

④ 练习时，每天 1～2 组，每组 10 次，每次坚持 5s。

4）肩关节内旋练习（见图 4-2-5）：

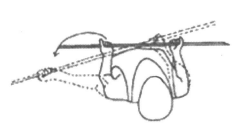

图 4-2-4　肩关节外旋练习

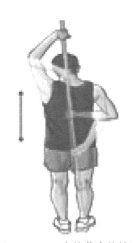

图 4-2-5　肩关节内旋练习

① 站立位，健侧手臂从头部背到身后，并握住健身棒的一端，然后患侧手臂经腰部背到身后，握住健身棒的另一端；

② 健侧手臂用力，向上拉动健身棒，并在所能达到的最高点维持姿势不动；

③ 注意保持躯干挺直，双手握紧，不要前屈或脱手；

④ 练习时，每天1～2组，每组10次，每次坚持5s。

5）肩关节外展和内收练习（见图4-2-6）：

① 站立位，双脚与肩同宽，双手下垂手掌向上握住健身棒，间距约40～60厘米；

② 练习外展时，健侧手臂用力，借助健身棒将患侧手臂向外推，并在所能达到的最外侧点维持姿势不动；

③ 练习内收时，健侧手臂用力，借助健身棒将患侧手臂向内拉，并在所能达到的最内侧点维持姿势不动；

④ 注意始终保持双肘伸直；

⑤ 练习时，每天1～2组，每组10次，每次分别在外展和内收位置上坚持5s。

（3）肩梯或爬墙练习。患肩正对或侧对肩梯或墙，用手指逐步爬高以扩大肩前屈及外展范围，见图4-2-7。

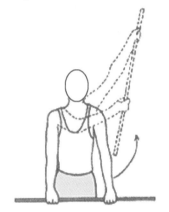

图4-2-6 肩关节外展和内收练习

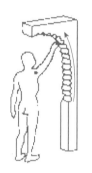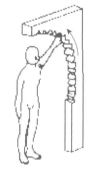

图4-2-7 肩梯练习

（4）吊环练习。主要利用健侧手拉动患侧手，使患侧肩关节做各个方向的运动。

注意：进行第（2）、（3）、（4）项活动时，只在无痛或轻度范围内活动，以免反射性地引起或加重肌痉挛；在活动后不应引起疼痛加重，在肩关节活动中可使用压肩带，以免用肩带活动来代偿。

（5）肌力练习。以三角肌练习为主，可用哑铃、拉力器等器械进行抗阻练习。

2. 按摩与手法治疗

按摩与手法治疗可改善血液循环，减轻肌痉挛、松懈关节粘连，但要避免手法粗暴。我国传统的攘法、揉法、拿法、摇法、扳法、搓法、抖法等配合点穴，有良好效果。

3. 理疗

理疗主要增进关节活动度。

（1）蜡疗：盘蜡法，每日一次，每次30min，10～15次为一疗程。

（2）超短波：患肩部对置，温热量，每日一次，每次12～15min，10～15次为一疗程。

（3）中频电疗法：剂量耐受限，每日一次，每次20min，10～15次为一疗程。

（4）脉冲磁疗：中等剂量，每日一次，每次20～30min，10～15次为一疗程。

4. 关节松动术

关节松动术的目的是牵拉局部挛缩和粘连的组织，增进关节活动度，多采用Ⅲ级以上的手法。治疗时嘱咐患者全身完全放松感觉到舒适。照护人员抓握和推动关节切忌手法粗暴，避免出现骨折、脱位等并发症。治疗结束，指导患者立即进行主动运动，否则不能收到预期的效果。各主要关节的训练方法如下：

（1）盂肱关节：可用分离牵引、向足滑动、渐进性向足滑动、渐进性上举、向后滑动、向前滑动等手法。

（2）肩锁关节：可用向前滑动手法。

（3）胸锁关节：可用向后滑动、向前滑动、向下滑动、向上滑动手法。

（4）肩胛胸壁软组织松动。

5. 其他治疗

针灸有一定疗效；痛点明显和局限者亦可用局部封闭疗法；对极少数长期不愈的冻结肩可考虑采用手术治疗。

（三）恢复期康复护理

此期疼痛基本缓解，但尚残留某些功能障碍。康复的目标是针对尚存功能障碍，继续应用上述康复方法进行康复治疗，以达到肩关节活动度和肌力基本正常，增强日常活动和工作的功能。对肌肉萎缩的患者应加大锻炼程度，防止失用性萎缩造成长久的功能障碍。以下列举几种其他锻炼方法：

1. 耸肩旋肩法

两臂自然下垂，两足与肩同宽，先向上耸肩到顶点，然后双肩先向前向上，再由后降下。每次反复30余下，每日3～5遍，见图4-2-8。

2. 单杠悬吊法

患者两手紧握单杠，屈膝下蹲，令全身重力作用到患肩，达到能忍受的最大限度，停留2～3min。逐渐延长悬吊时间，每日可反复做4～5遍，见图4-2-9。

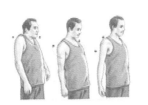

图4-2-8 耸肩旋肩法

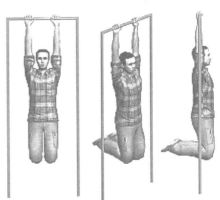

图4-2-9 单杠悬吊法

3. 背间助拉法

患者可取站位或坐位，患侧手由背后握住毛巾一端，健侧手由肩上握住另一端，一拉一松，并逐渐加大幅度，每组进行30次左右，每日4～5组，见图4-2-10。

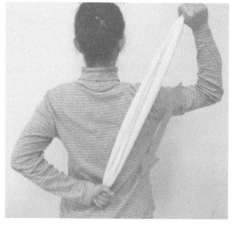

图 4-2-10 背间助拉法

4. 投掷垒球法

投掷垒球时，上臂运动的惯性牵拉肩关节病变组织，加大肩关节活动幅度，但切忌用力过猛，以免造成损伤。

五、康复护理指导

(1) 工作要劳逸结合，运动要适量，避免肩部过度劳累以致劳损。

(2) 注意肩关节保暖，避免肩部受寒受湿，特别要注意夏季不要靠窗口睡觉，以免肩关节长时间受冷风吹袭。

(3) 避免肩关节外伤、劳损，或损伤后要及时治疗，以免遗留后遗症。

(4) 避免肩部长时间不活动。如前臂骨折固定患肢时要做肩部的主动运动，偏瘫患者的患侧上肢，要根据病情做主动或被动运动，以防肩部软组织的粘连。

(5) 中老年人要经常做肩部操，例如：

1) 双手十指交叉于颈后，做后扩和前夹动作。

2) 双手十指交叉于背后，手心向上做上抬动作，

3) 双手十指交叉于体前，手心向上抬，于胸前翻掌，上举过头。

4) 旋肩和耸肩。背靠墙，臂垂体侧，肘屈90°，前臂做左右摆动，然后做耸肩动作。

以上动作根据体力做二八呼或四八呼，每日 1~2 次。

同 步 训 练

韩师傅，男，61岁，退休工人，1个月前走路时不慎跌倒，肩部受外伤，查体：患肩前屈、外展、旋前及旋后疼痛受限，三角肌轻度萎缩。医院诊断：外伤后肩周炎。请对其进行以下指导：

1. 韩师傅应如何进行关节活动训练？注意事项是什么？

2. 韩师傅应如何进行肌力训练？注意事项是什么？

任务三

腰椎间盘突出症患者康复护理方案制订

情境导入

　　张爷爷，65岁；3个月前因负重，后腰部扭伤，当时略觉疼痛，并未影响活动，次日清晨疼痛突然剧烈，不敢活动，伴左下肢放射痛。经医院针灸、按摩后，疼痛稍有缓解，左腿尚有麻痛，停止治疗后症状又加重。到医院查体：腰部疼痛，脊柱侧弯；前屈、后伸受限，$L_4 \sim L_5$棘旁压痛明显，并向下肢后外侧放射；左直腿抬高试验阳性；X线显示$L_4 \sim L_5$椎间盘突出。

任务描述

　　请为张爷爷提供康复护理措施，并指导张爷爷进行腰背肌训练。

相关知识

一、概述

　　腰椎间盘突出症（lumbar intervertebral disc protrusion，LIDP）是指在腰椎间盘退变的基础上，纤维环破裂，髓核突出，压迫神经根或脊髓引起腰腿痛等一系列临床表现。其发病原因主要是退行性变，也与年龄、性别、环境、职业、肥胖等有关，好发于青壮年，以$L_4 \sim L_5$（腰$_4 \sim$腰$_5$）及$L_5 \sim S_1$（腰$_5 \sim$骶$_1$）间隙发病概率最高，根据腰椎间盘突出症髓核突出的位置、程度、方向、退变程度与神经根的关系及不同的影像学检查有多种分型方法。

　　腰椎间盘突出症患者最多见的症状为疼痛，可表现为腰背痛、坐骨神经痛，典型的坐骨神经痛表现为由臀部、大腿后侧、小腿外侧至跟部或足背的放射痛。据临床统计，约95%的腰突症患有不同程度的腰痛，80%的患者有下肢痛。腰痛不仅是腰椎间盘突出最常见的症状，也是最早出现的症状之一。常用的治疗方法有物理疗法、按摩疗法、中药治疗。

腰椎间盘突出症的并发症有椎闯盘变窄、黄韧带肥厚和钙化、退行性腰椎滑脱症、腰椎不稳。

二、主要功能障碍及康复护理评估

(一) 功能障碍

1. 躯体活动受限

由于腰痛剧烈，腰部发僵，患者常不能弯腰、转身等。

2. 步行能力障碍

下肢放射痛，轻者虽仍可步行，但步态不稳，呈跛行。重者需卧床休息，且喜欢采取屈髋屈膝、侧卧位。

3. 日常生活能力下降

患者由于疼痛，不能久站、久坐，导致日常生活能力（如沐浴、如厕、转移等功能）受到限制。功能活动受损程度与病情严重程度成正比。

4. 心理及社会交往能力障碍

由于疼痛和日常生活能力的下降，而导致患者的心理及情绪的障碍，患者易产生恐惧、焦虑等，同时对于外出、娱乐、运动等社交能力下降，甚至不能。

(二) 康复护理评估

1. 疼痛程度评估

疼痛程度评估采用视觉模拟评分法（visual analogue scale，VAS）、疼痛数字分级法（numerical rating scale，NRS）、主诉疼痛分级法（verbal rating scale，VRS，加拿大 McGill 疼痛调查表的一部分）等进行评估。

2. 肌力评估

肌力采用 MMT 检查法进行评估，腰背部肌力可用拉力计测定。

3. 腰椎活动度评估

腰椎活动度评估包括屈伸、侧屈、旋转 3 个维度的评估。

4. 心理评估

腰椎间盘突出患者由于长期慢性疼痛，不敢从事体力劳动和家务活动，往往引发焦虑和抑郁，因此要进行心理评估。

5. 综合评估

临床常用的下腰痛的评估表，是由日本骨科学会（Japanese orthopaedic association）创建的下腰痛评估表。可帮助临床较定量地评估下腰痛的严重程度和改善情况，评估内容包括主观症状（9分）、体征（6分）、日常生活活动受限度（14分）、膀胱功能（6分），见表 4-3-1。

表 4-3-1　　　　　　　　　　　　日本骨科学会下腰痛评估表

主观症状（9分）			临床体征（9分）			日常生活活动受限度（14分）				膀胱功能（－60分）
下腰背痛	腿疼兼/或麻刺痛	步态	直腿抬高试验（包括加强实验）	感觉障碍	运动障碍	平卧翻身	正常（2分）轻度受限（1分）明显受限（0分）	举重物	正常（2分）轻度受限（1分）明显受限（0分）	正常（0分）
无任何疼痛（3分）	无任何疼痛（3分）	正常（3分）	正常（2分）	无（2分）	正常，肌力5级（2分）	站立大约1h	正常（2分）轻度受限（1分）明显受限（0分）	行走	正常（2分）轻度受限（1分）明显受限（0分）	轻度受限（－3分）
偶尔轻微疼痛（2分）	偶尔轻微疼痛（2分）	即使感觉肌肉无力，也可步行超过500m（2分）	30°～70°（1分）	轻度障碍（1分）	轻度无力，肌力4级（1分）	洗漱	正常（2分）轻度受限（1分）明显受限（0分）			明显受限（尿潴留、尿失禁）（－6分）
频发轻微疼痛或偶发严重疼痛（1分）	频发轻微疼痛或偶发严重疼痛（1分）	步行＜500m，即出现腿疼，刺痛，无力（1分）	＜30°（0分）	明显障碍（0分）	明显无力，肌力0～3级（0分）	前届	正常（2分）轻度受限（1分）明显受限（0分）			
频发或持续严重疼痛（0分）	频发或持续严重疼痛（0分）	步行＜100m，即出现腿疼，刺痛，无力（0分）				坐位	正常（2分）轻度受限（1分）明显受限（0分）			
得分：	得分：	得分：	得分：	得分：	得分：	得分：		得分：		得分：

总分：　　　　　　　　　　　　　　　　评分人：

　　　说明：满分29分，差：＜10分；中度：10～15分；良好：16～24分；优：25～29分。治疗改善率＝〔（治疗后评分－治疗前评分）÷（满分29－治疗前评分）〕×100%　　优：≥75%；良50%～74%；中：25%～49%；差：0%～24%。通过改善指数可反映患者治疗前后腰椎功能的改善情况，通过改善率可了解临床治疗效果。改善率还可对应于通常采用的疗效判定标准：改善率为100%时为治愈，改善率大于60%为显效，25%～60%为有效，小于25%为无效。

三、康复护理措施

（一）非手术治疗的康复护理

1. 急性期卧床休息

制动可减轻肌肉收缩力与椎间纽带张力对椎间盘所造成的挤压，使椎间盘处于休息状态，有利于椎间盘的营养供给，使损伤的纤维环得以修复突出的髓核回纳，有利于静脉回流，消除水肿，加速炎症消退。近年的研究认为，卧床4天后椎间盘可获得稳定状态，而卧床时间过久可造成失用性肌萎缩，故绝对卧床不超过一周。床铺宜选用硬板床上铺垫，软硬要合适，下床时需佩戴腰围加以保护，早期起床后立卧交替。

2. 心理护理

急性腰椎间盘突出的患者因疼痛、感觉功能减退，导致生活自理能力下降，影响正常的工作和生活。因此大多数患者出现焦虑、恐惧、烦躁等不良心理反应。故必须先了解患者的心理特征及所面临的心理问题，创造一个安静稳定的治疗环境。照护人员要以平静、理解、审慎和合作的态度进行交流，同情诚恳的态度会使患者感到和蔼可亲，增强安全感，从而身心放松，减轻焦虑。

3. 保持正确的姿势

卧位：枕头不宜过高，可用一软枕垫于腰后，使其保持生理弧度。用一小枕放于膝下，下肢微屈更利于腰背肌的放松。

4. 正确使用腰围

腰围的佩戴使用，应根据病情灵活掌握。患者经大力牵引或长期卧床治疗后，应严格遵医嘱佩戴腰围下地：以巩固疗效，根据体型选择合适腰围，一般上至肋弓，下至髂嵴下，松紧适宜，应保持腰部良好的生理曲线。当病情缓解，症状消失后，则不应对腰围产生依赖。应及时取下腰围，以自身肌肉力量加强对腰椎的支撑和保护。

5. 腰背肌功能锻炼

腰背肌训练在防治腰椎间盘突出症方面有着不可忽视的作用，主要是提高腰背肌肉张力，改变和纠正异常力线。训练中注意应选择合适的方法，动作准确，循序渐进，注意保暖，持之以恒。

（1）五点支撑法：患者仰卧，用头部、双肘及两足撑起全身，使背部尽力挺起后伸，持续3～5s，然后腰部肌肉放松，放下臀部休息，见图4-3-1。

（2）三点支撑法：当腰背肌肌力逐步有所改善后，可进行三点支撑法练习，即患者取仰卧位双臂置于胸前，用头及足部撑起全身，使背部尽力挺起后伸，见图4-3-2。

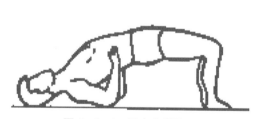

图4-3-1 五点支撑法

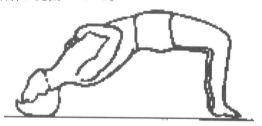

图4-3-2 三点支撑法

（3）飞燕式：俯卧床上，去枕；双手背后，用力挺胸抬头，使头胸离开床面；同时膝关节伸直，两大腿向后用力，使头、胸、四肢尽量离开床面；持续3～5s，然后肌肉放松休息3～5s为一个周期，见图4-3-3。

注意：

□ 对于腰肌力量较弱或者肥胖的人士来说，"小燕飞"可能比较费力，可以采用五点支撑法锻炼。患者可以根据自己的实际情况，选择适合自己的方法进行锻炼。

□ 腰背肌锻炼的次数和强度要因人而异，每天可练十余次至百余次，分3～5组完成。应当循序渐进，每天可逐渐增加锻炼量。

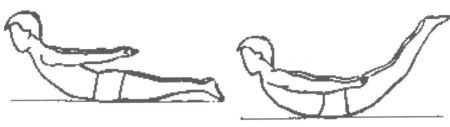

图 4-3-3　飞燕式

□ 锻炼时也不要突然用力过猛，以防因锻炼腰肌而扭了腰。

□ 如锻炼后次日感到腰部酸痛、不适、发僵等，应适当地减少锻炼的强度和频度或停止锻炼，以免加重症状。

□ 如果已经有腰部酸痛、发僵、不适等症状，那么应当停止锻炼或在医生指导下进行腰背肌锻炼；在腰腿痛急性发作时应当及时休息，停止练习，否则，可能使原有症状加重。

6. 骨盆牵引

骨盆牵引可使椎间隙增宽，减少椎间盘内压，同时减轻肌肉痉挛引起的疼痛。卧位持续牵引应用最广，患者取仰卧或俯卧位，用两个牵引套分别固定于骨盆和胸腰部进行对抗牵引，每次牵引20～30min，每日 1～2 次。

7. 推拿疗法

正确的推拿手法可促进局部血液循环，减轻肌肉痉挛，缓解疼痛。急性期推拿手法以解痉止痛为主，恢复期则以促进髓核还纳、松懈粘连为主。推拿者在患侧腰腿部进行推、揉等手法，同时配合穴位按摩。

（二）手术后的康复护理

1. 加强心理护理

要让患者从思想上认识到术后必须密切配合康复护理才能达到治疗的最佳效果。术后症状缓解明显者不能盲目乐观而随意活动，一定要与医护人员配合；术后症状无较大改善者，不能过于焦虑，因病情轻重不同，恢复所需要的时间也不相同。

2. 注意卧床休息

腰椎间盘突出症术后患者需要卧床休息，卧床时间可根据患者的年龄、身体素质及手术方法而定，一般为 3～4 周。术后 4～6h 内平卧，不宜过早翻身，以免引起伤口活动性出血。4～6h 以后可由照护人员协助翻身。翻身方法：照护人员一手置于患者的肩胛部，另一手置于患者的髋部，两手同时用力，使脊柱保持在一条轴线上。3～7d 以后可根据患者的体质，结合病情考虑是否可主动翻身或协助翻身。

3. 防止神经根粘连

术后早期直腿抬高练习是防止神经根粘连的有效措施。术后麻醉消失后，即应在应用镇痛药物的（如镇痛泵）前提下，协助患者做直腿抬高，初次由 30° 开始，逐渐加大抬腿幅度。第三天后应鼓励患者做主动直腿抬高动作。

4. 术后活动

向患者讲明术后活动的目的及重要性，鼓励患者主动进行锻炼。术后卧床期间应坚持四肢活动锻炼，如扩胸、足踝及膝关节的活动。这不仅可以有效地预防肌肉萎缩，而且对增强机体血液循环、提高免疫状态、促进愈合、预防并发症等均有益。术后1周可在床上开始腰背部锻炼，提高腰背肌力，增强脊柱稳定性。

1. 日常生活中正确姿势的指导

预防腰椎间盘突出的措施主要是防止该病的诱发因素，纠正患者的不良姿势，教会患者在日常生活和工作中的常用动作的正确方式。

（1）坐在床上阅读时，必须在床头与腰部之间加个小枕头，使腰椎保持正确的姿势。

（2）坐姿应端正，尽可能坐有椅背的椅子，可在腰后加一软垫，保持腰的生理前凸。同时使背部紧靠椅背，双脚平放在地上，使髋关节屈曲成直角，切勿采取半坐卧的姿势看书或办公。

（3）写字、阅读时，腰微弯曲，可避免腰椎受伤。

（4）习惯于仰睡的患者，可在膝盖后方加个枕头或垫子，使膝关节微屈，以放松背部肌肉及神经。

（5）立位时，头平视前方，腰背挺直，挺胸收腹，腰后部稍向前凸。如因工作需要必须长时间站立者，应准备一个小凳子，或利用地形将两脚轮流放在小凳子上或轮流抬高。如此可屈曲髋部、放松腰大肌，减少腰椎的负荷。

（6）提取重物时尽量站近重物，蹲下，保持腰部垂直（切记不要弯腰），握紧重物，收腹，双腿用力，提起重物，伸髋、膝直到身体直立。整个过程要保持腰部垂直，如要改变方向，不要扭动身体，应利用双脚的转动。

（7）开车时，驾驶坐椅应调校至身体坐正，颈部活动自如，背部和腰部有足够和均衡的承托。膝关节弯曲稍高于臀部的位置，使用刹车时，足部要活动自如。有些情况无论怎样调整也无法使腰部有足够的承托，这时腰部应放一个小枕头支撑。

（8）运动时应避免过度冲撞、扭转、跳跃等动作，原则上应避免所有在运动中会产生双脚腾空的动作或腰部过度扭转动作的运动。自由泳、仰泳、自行车等运动有利于腰部肌肉的锻炼。

（9）打喷嚏、咳嗽时，很容易拉伤背肌及增加腰椎间盘的压力，此时应将膝盖、髋关节稍屈曲。

（10）避免体重过重，减肥5～10kg可有效减轻腰痛。

2. 积极参加体育锻炼

坚持进行腰背肌功能锻炼，以增加脊柱的稳定性和减缓机体组织和器官的退行性变。

3. 建立良好的生活方式

生活要有规律，多卧床休息，注意保暖，保持心情愉快。

4. 饮食指导

禁烟酒，忌食肥甘厚味、苦寒生冷食品，多食滋补肝肾的食物，如动物肝、肾、羊肉、大枣等。

5. 鼓励患者树立战胜疾病的信心

腰椎间盘突出症病程长，恢复慢，患者应保持愉快的心情，用积极乐观的人生态度对待疾病。

同 步 训 练

王爷爷，71岁，年轻时因腰部扭伤出现腰及左下肢后侧疼痛，有时可窜至左脚踝部，劳累或天气变化时持续发作，休息时症状缓解。6天前弯腰抱孙子起立时上述症状加重，呈持续性发作，咳嗽、打喷嚏时症状明显。行走少许左下肢无力、跛行需要坐地休息。体格检查：腰部活动受限，前屈 $25°$，后伸 $10°$，左右侧弯 $15°$，$L_{4/5}$、L_5/S_1 棘上及棘突左侧压痛（＋），腰部叩击痛（＋）。腰椎 CT 检查显示：$L_{4/5}$、L_5/S_1 椎间盘突出。诊断：腰椎间盘突出症。

　　请问：应如何对王爷爷进行康复护理评估？如何进行康复护理指导？

任务四

颈椎病患者康复护理方案制订

情境导入

　　刘奶奶，63 岁，1 个月前因低头织毛衣时间长致颈肩部疼痛不适伴右侧手指麻木，逐渐发展到双手手指麻木，遂至医院就诊。颈椎 X 线侧位片示：颈椎生理曲度变直，C_4～C_6 椎体后缘唇样增生，斜位片示 $C_{5\sim6}$、$C_{6\sim7}$，椎间孔双侧变窄。正位片示：C_3～C_6 钩椎关节轻微增生。诊断：神经根型颈椎病。

任务描述

请给该刘奶奶制定合理的运动处方。
1. 刘奶奶应做哪些康复护理评估？
2. 怎样进行康复护理指导？

相关知识

一、概述

　　颈椎病是指颈椎间盘退行性变及其继发性椎间关节退行性变，所致脊髓、神经、血管损害而表现的相应症状和体征，常发于中年以上人群。

　　颈椎间盘退行性变是颈椎病发生的最基本原因，急慢性损伤则是颈椎病发生的诱因，长期低头、伏案工作等慢性损伤，可加速颈椎间盘退行性变；急性损伤则可使原已退变和不稳定的椎体和椎间结构进一步受损，从而诱发颈椎病。颈椎病分为：神经根型、脊髓型、交感神经型、混合型。

　　颈椎病早期均采用非手术疗法，如颈托或颈围制动、枕颌吊带牵引、推拿按摩、理疗及消炎、止痛药物治疗等。脊髓型颈椎病不宜采用推拿按摩或牵引，以免加重脊髓受损。

1. 疼痛

颈肩及上肢均可出现疼痛、酸胀、麻木，程度及持续时间不尽相同。

2. 肢体活动障碍

神经根型颈椎病患者可因上肢活动而牵拉神经根使症状出现或加重，限制了其正常的肢体活动。脊髓型颈椎病患者因锥体束受压或脊髓前动脉痉挛缺血而出现上下肢无力、沉重，步态不稳，易摔倒，肢体肌肉抽动等。

3. 日常生活活动能力下降

颈椎病患者因复杂多样的临床症状（包括四肢、躯干和头颈部不适等）而使日常生活和工作受到极大影响，严重者连梳头、穿衣、提物、个人卫生、站立行走等基本活动都明显受限。

4. 心理障碍

颈椎病相对病程较长，不易痊愈，部分患者可能出现悲观、恐惧和焦虑的心理，也可能出现得过且过的心态而放弃治疗。

颈椎病的评估可以从疼痛程度、颈椎活动范围进行单项评估，亦可从症状体征以及影响日常生活活动的程度进行综合性的评估。其中，针对疼痛程度，可以采用 VAS 画线法，针对颈椎活动范围，可以采用方盘量角器进行颈椎屈曲、伸展、侧弯及旋转度的具体测量。综合性评估有多种量表可以选用，但应注意各种量表针对不同类型的适用范围。

（一）神经根型颈椎病评估

对于神经根型颈椎病，日本学者田中靖久等人的评估方法较为全面而实用，值得借鉴，其正常值为 20 分（见表 4-4-1）。

表 4-4-1 　　　　　　　　　　　神经根型颈椎病评估表

项　目		评分	项　目		评分
症状与主诉	A. 颈肩部的疼痛与不适		体征	A. 椎间孔挤压试验	
	a. 没有	3		a. 阴性	3
	b. 时有	2		b. 颈肩痛（＋）颈椎运动受限（－）	2
	c. 常有或有时严重	1		c. 颈肩手痛（＋）颈椎运动受限（－）	1
	d. 常很严重	0		或颈肩痛（＋）颈椎运动受限（＋）	
				d. 颈肩手痛（＋）颈椎运动受限（＋）	0
	B. 上肢疼痛与麻木			B. 感觉	
	a. 没有	3		a. 正常	2
	b. 时有	2		b. 轻度障碍	1
	c. 常有或有时严重	1		c. 明显障碍	0
	d. 常很严重	0		C. 肌力	

续前表

项 目	评分		项 目	评分
C. 手指疼痛与麻木			a. 正常	2
a. 没有	3		b. 明显减退	1
b. 时有	2	体征	c. 常有或有时严重	0
c. 常有或有时严重	1		D. 腱反射	
d. 常很严重	0		a. 正常	1
			b. 减弱或消失	0
A. 正常	3		A. 正常	0
B. 不能持续	2	手的功能	B. 仅有无力、不适而无功能障碍	−1
C. 轻度障碍	1		C. 有功能障碍	−2
D. 不能完成	0			

（症状与主诉 / 工作和生活能力 — 左侧纵向分类）

（二）脊髓型颈椎病评估

脊髓型颈椎病评估见表 4-4-2，总分 17 分。

表 4-4-2　　脊髓型颈椎病评分

		项目	分级	评分
运动功能	上肢	正常	0	4
		用筷子吃饭有些困难	1	3
		用筷子吃饭很困难	2	2
		能用汤匙吃饭，但不能用筷子	3	1
		自己不能吃饭	4	0
	下肢	正常	0	4
		不用任何辅助，可以行走，但是有轻度的肌肉挛缩	1	3
		上下台阶需要扶栏杆	2	2
		在平地上行走需要辅助器具	3	1
		不能行走	4	0
感觉	上肢	正常	0	2
		轻微感觉缺失	1	1
		明显感觉缺失	2	0
	下肢	正常	0	2
		轻微感觉缺失	1	1
		明显感觉缺失	2	0
	躯体	正常	0	2
		轻微感觉缺失	1	1
		明显感觉缺失	2	0
	膀胱功能	正常	0	3
		轻度功能障碍	1	2
		严重功能障碍	2	1
		完全尿潴留	3	0
总分				17

（一）康复目标

颈椎病的主要病因是机体退行性病变，很难彻底治愈，如何缓解颈椎病的临床症状和预防复发，使患者熟悉预防颈椎病的相关知识是康复治疗护理的主要目的。

（二）康复措施

1. 保持正确体位

（1）正确的工作体位：不良的颈部工作姿势，使颈椎长时间处于屈曲位或某一特定的位置，以至于颈椎间隙内压力增高引起一系列病变。

1）定时改变头颈部位置：因工作或其他需要头颈部固定于某一体位时，需定时改变体位。如低头学习、工作 1h 后，应朝相反方向转动头颈，并做颈部及上肢活动，既有利于颈椎保健，又可消除视疲劳。尤其应注意避免床上屈颈看书、看电视，否则易引起发病或使病情加重。

2）调整桌面高度：桌面高度原则上以能够使头、颈、胸保持正常生理曲线为准。可定制一与桌面倾斜 10°～30°的斜面工作板，以保持阅读时的良好头颈位置。

3）工间活动：每天上下午均需全身活动 5～10min，根据各人自身情况选择工间操、慢跑、散步等。工间活动不仅对颈椎有利，对全身骨骼、肌肉、循环系统也都十分有益。

（2）良好的睡姿：人的一天中至少有 1/4～1/3 的时间在床上度过，若睡眠姿势不当，易加剧或诱发颈椎病，故应注意调整颈部在睡眠时的位置。

1）适宜的枕头：枕头的高度以睡者感到舒适为宜。平卧时枕头不可过高，以免颈部过屈；侧卧时枕头不可过低，高度宜与一侧肩宽持平（见图 4-4-1）。适宜的枕高为 10～12cm，可确保在仰卧及侧卧时均能保持颈椎正常生理弯曲。还需注意枕头的形状，以中间低、两端高的元宝形为佳。枕头应有适当的弹性和可塑性，不要过硬，以木棉或谷物皮壳较好。

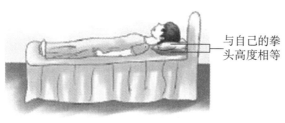
与自己的拳头高度相等

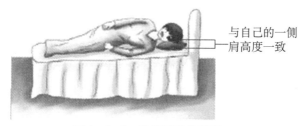
与自己的一侧肩高度一致

图 4-4-1 选择适宜的枕高

2）良好的睡姿：良好的睡姿应使头颈部保持自然仰伸位，胸、腰部保持自然屈度，双髋及双膝呈屈曲状，使全身肌肉、韧带及关节获得最大限度的放松与休息。也可根据个人习惯选择侧卧或仰卧，或侧仰卧位交替。避免采用俯卧位，因俯卧位时颈部呈扭曲状，不利于呼吸，尤其对脊髓型颈椎病更为不宜。

3）合适的床铺：首选是木板床，因其有利于保持颈椎、腰椎的生理曲线，可维持脊柱的平衡状态。也可在木板床上置席梦思床垫，既符合脊柱的曲线，又使睡者感到舒适。

2.颈围/托护理

颈围或颈托的作用：固定颈椎于适宜的位置，支撑头部重量，减轻其对颈椎的压力，限制颈椎过度活动，减少关节面间的相互摩擦，有利于炎症反应的恢复，预防颈段脊髓或神经根的进一步损伤，适用于颈椎病急性发作的患者（见图4-4-2）。急性期限过后应去除，以免长期应用导致颈部肌肉萎缩或关节僵硬。

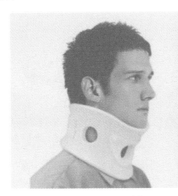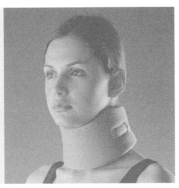

图4-4-2 颈围

3.颈椎牵引

颈椎牵引简单有效，可用于脊髓型以外的各型颈椎病，对于神经根型效果尤佳，治疗优良率可达70%～80%，但对严重的脊髓型颈椎病和有明显颈椎节段性不稳者应慎用或不用。一般采用枕颌吊带牵引，患者坐卧均可进行牵引，牵引角度主要依据其颈椎生理曲度的改变情况而定，生理曲度变直，采取前倾或中立位；生理曲度消失或反弓，前倾位治疗1～2个疗程后，逐渐改变方向至后仰位。牵引重量以无疼痛及无明显压迫感为宜。一般从4～5kg开始，根据患者情况和耐受情况，每天或隔天加1kg，最大限重不超过人体的1/4重量。牵引时间以每次10～30min为宜，每10次为1个疗程，治疗至症状缓解后，可加做1个疗程，巩固疗效。

4.物理治疗

物理治疗可促进局部血液循环，消除神经根及周围组织的炎症、水肿，缓减颈部肌肉痉挛，减轻疼痛，延缓颈部骨关节的退行性变。颈椎病患者常用的理疗方法是高频电疗、石蜡传导热疗、低频脉冲、低频磁疗等，可根据病情选择适宜的物理治疗方法。

5.按摩疗法

按摩对消除肌肉紧张、改善血液循环、松懈局部硬结作用显著。可采用推摩、揉捏等手法按摩颈、背、肩、臂等部位，并配合穴位按摩，以舒筋活络，减轻疼痛。应用推拿手法治疗颈椎病能使某些患者取得迅速和明显的效果。脊髓型颈椎病患者严禁推拿，以防加重脊髓损伤。

6.颈椎体操治疗

通过颈背部的活动，增加颈背部肌肉的力量和颈椎的关节活动度，以保持颈椎的稳定性、灵活性和柔软性。体操疗法可在家中、办公室等场合进行，每日 1～2 次。

姿势：两脚分开与肩同宽，两臂自然下垂，全身放松，两眼平视，均匀呼吸，站坐均可。

（1）双掌擦颈：十指交叉于后颈部，左右来回摩擦 100 次（见图 4-4-3）。

（2）左顾右盼：头颈慢慢向一侧转动，直至看到肩部，保持 3～5s，还原，再转向对侧，重复 5～10 次。要求动作缓慢、幅度要大，使肌肉、韧带等组织受到充分牵拉，自觉颈部酸胀感（见图 4-4-4）。

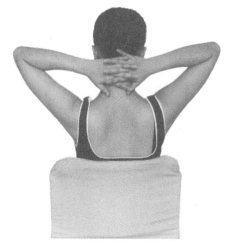

图 4-4-3　双掌擦颈

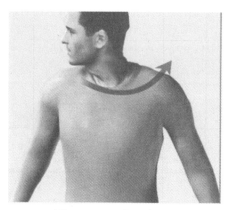

图 4-4-4　左顾右盼

（3）前后点头：头先尽量向前伸，保持 3～5s，还原，再尽量向后仰，保持 3～5s，还原，做 30 次（见图 4-4-5）。

（4）旋肩舒颈：双手置两侧肩部，掌心向下，两臂先由后向前旋转 30 次，再由前向后旋转 30 次（见图 4-4-6）。

（5）颈项争力：左手放在背后，右手手臂放在胸前，手掌立起向左平行推出，同时头部向右看，保持 3～5s，再换右手反复 5 次，（见图 4-4-7）。

（6）摇头晃脑：头向左→前→右→后旋转 5 次，再向反方向旋转 5 次（见图 4-4-8）。

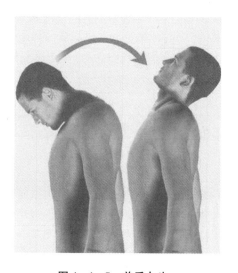

图 4-4-5　前后点头

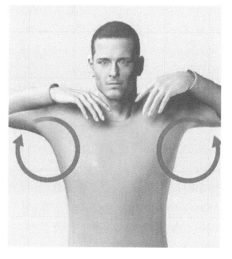

图 4-4-6　旋肩舒颈

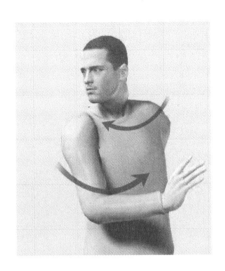

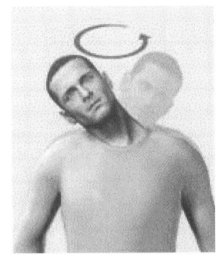

图 4 - 4 - 7　颈项争力　　　　　　　　图 4 - 4 - 8　摇头晃脑

（7）头手相抗：十指交叉紧贴与后颈部，用力顶头颈，头颈部向后用力，互相抵抗 5 次（见图 4 - 4 - 9）。

（8）翘首望月：头用力左旋并尽力后仰，眼看左上方 5s，再旋向右，眼看左上方 5s（见图 4 - 4 - 10）。

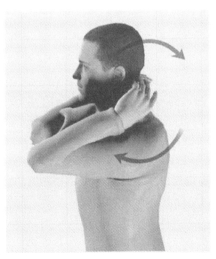

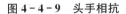

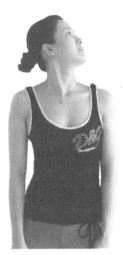

图 4 - 4 - 9　头手相抗　　　　　　　图 4 - 4 - 10　翘首望月

（9）双手托天：双手上举过头，掌心向上，仰视手背 5s（见图 4 - 4 - 11）。

（10）放眼观景：两手叉腰、闭眼转眼球，顺、逆时针各 5 圈，手掌搓热，放在眼皮上片刻，然后睁眼看前方 5s，收操（见图 4 - 4 - 12）。

注意：

□ 医疗体操应由医生确定动作的姿势和运动量，要坚持长期做操，以保证疗效。

□ 运动应缓慢进行，幅度由小逐步加大，避免一开始即进行快速、过猛的运动。

□ 有头晕症状或颈椎骨刺增生明显者应慎重进行。

□ 康复训练中的禁忌证：颈椎病术后 3 个月内者；血压不稳，舒张压＞90mmHg 或收缩压＜90mmHg，并有自觉症状者；心功能不全伴心源性哮喘、呼吸困难者；发热、体温高于 38℃，静息状态下脉搏＞120 次/分或有心绞痛发作者；体质特别虚弱者；近期曾发心肌梗死者。

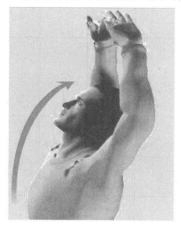

图 4-4-11　双手托天

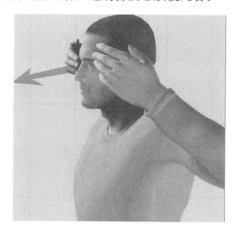

图 4-4-12　放眼观景

五、康复护理指导

加强对颈椎病预防和保健知识的了解，及时对各种致病因素采取有效的预防措施，平时应注意必要的保健，减少和延缓颈椎病的发生。

（一）防止外伤

日常生活中，防止因颈部用力过猛所致的颈髓损伤，一旦发生损伤，应及时诊治，勿留后患。即使颈椎一般性的损伤、挫伤、落枕也不能忍痛任之，应给予及时治疗。

（二）合理饮食、注意颈部保暖

本病以中老年患者居多，因身体虚弱，故饮食上尽量选择与治疗相协调的食物，忌生冷、寒咸等食物，老年患者多脾胃弱，食少则正气不足，饮食无度又增加脾胃负担，使脾胃生化不及而食滞内停。饮食中应进食易消化、富营养的食品，嘱患者勿过食肥甘厚味，少饮酒，多饮水，多食蔬菜水果以增加肠蠕动，防止便秘。另外，应注意含钙食物的合理摄入，如牛奶、豆制品、虾米等，以保持体内的钙储存，预防机体缺钙。

（三）防寒御湿

防风寒、潮湿，避免夜间、凌晨洗澡时受风寒侵袭。颈椎病患者常与风寒、潮湿等季节气候变化有密切关系。风寒使局部血管收缩，血流速度降低，有碍组织的代谢和血液循环。冬季外出应戴围巾或穿高领毛衫等，防止颈部受风、受寒。

（四）功能锻炼

功能锻炼能改善颈椎关节功能，改善颈部血液循环，增强颈椎肌肉韧带关节的稳定性，有助于改善颈椎病的症状，巩固疗效，减少复发。照护人员应正确指导，功能锻炼一般每次 30min，每日 2 次。

（五）矫正不良姿势

要注意防止外伤和纠正工作与生活中的不良姿势。由于工作需要，有些工种需要特殊姿势或在强迫体位中工作较长时间，如果不予重视，久之容易发生颈、肩部的软组织疲劳性损伤，进而导致颈椎失稳，发生颈椎病。预防慢性损伤，除工间或业余时间做平衡运动外，还可根据不同的年龄和体质条件，选择一定的运动项目，进行增强肌力和增强体质的锻炼。另外，一些规律性的长期运动项目，如散步、慢跑等，亦有助于预防颈椎病的再发。

同 步 训 练

谭女士，56 岁，会计，颈背部酸痛伴头晕、头痛十年余。体格检查：颈功能活动，前屈 15°、后伸 20°、左侧屈 10°、右侧屈 10°，压顶试验（＋）、椎间孔挤压试验（＋）、神经根挤压试验（＋）、颈牵引试验（＋）。X 线检查显示：颈椎生理曲度变直，C_3～C_6 椎体骨质增生、椎间隙变窄。诊断：颈椎病。目前以手法治疗为主，辅以针灸、牵引等治疗，经治上述症状有所缓解。

请评估谭女士的主要功能障碍情况，并进行康复护理指导。

任务五

帕金森病患者康复护理方案制订

情境导入

刘爷爷，73 岁，5 年前无明显诱因出现左上肢远端不自主抖动，紧张、激动时加重，平静放松后减轻，睡眠后消失；伴左侧肢体活动不灵活、僵硬。症状逐渐加重，波及左下肢。3 年前右侧肢体亦出现上述症状。走路慢，小碎步，起床迈步转身费力，呈弯腰驼背姿势，两侧症状不对称，逐年加重。无站立头晕、吞咽困难、饮水呛咳、大小便失禁、平衡障碍。口服美多巴可减轻上述症状，药效逐渐减退，药量逐渐增加，药物峰期可出现肢体不自主扭动表现，现口服美多巴 250mg tid，一天之中上述症状波动明显。发病以来便秘明显，睡眠差。

为刘爷爷制订康复护理评估项目。

相关知识

（一）帕金森病的概念

帕金森病（Parkinson disease，PD）又称震颤麻痹（shaking palsy，paralysis agitans），是一种常发生于中老年的神经变性疾病，临床上以静止性震颤、运动迟缓、肌强直和姿势步态障碍为主要特征。于 1817 年由英国医生 James Parkinson 首先系统描述。目前，我国 65 岁以上人群患病率大约为 1.7％，随着年龄增加而升高，男性稍高于女性。大部分帕金森病患者为散发病例，仅有不到 10％的患者有家族史，平均发病年龄为 60 岁左右，40 岁以下起病的青年帕金森病较少见。帕金森病最主要的病理改变是中脑黑质多巴胺（dopamine）能神经元的变性死亡，由此而引起纹状体 DA 含量显著性减少而致病。导致这一病理改变的确切病因目前仍不清楚，遗传因素、环境因素、年龄老化、氧化应激等均可能参与 PD 多巴胺能神经元的变性死亡过程。

（二）帕金森病的病因

（1）遗传因素：遗传因素在帕金森病发病机制中的作用越来越受到学者们的重视。自 20 世纪 90 年代后期第一个帕金森病致病基因 α-突触核蛋白（α-synuclein，PARK1）的发现以来，目前至少有 6 个致病基因与家族性帕金森病相关。但帕金森病中仅 5％～10％有家族史，大部分还是散发病例。遗传因素也只是 PD 发病的因素之一。

（2）环境因素：20 世纪 80 年代美国学者 Langston 等发现一些吸毒者会快速出现典型的帕金森病样症状，且对左旋多巴制剂有效。研究发现，吸毒者吸食的合成海洛因中含有一种 1-甲基-4 苯基-1，2，3，6-四氢吡啶（MPTP）的嗜神经毒性物质。该物质在脑内转化为高毒性的 1-甲基-4 苯基-吡啶离子 MPP^+，并选择性地进入黑质多巴胺能神经元内，抑制线粒体呼吸链复合物 I 活性，促发氧化应激反应，从而导致多巴胺能神经元的变性死亡。由此学者们提出，线粒体功能障碍可能是 PD 的致病因素之一。在后续的研究中人们也证实了原发性帕金森病患者线粒体呼吸链复合物 I 活性在黑质内有选择性地下降。一些除草剂、杀虫剂的化学结构与 MPTP 相似。随着 MPTP 的发现，人们意识到环境中一些类似 MPTP 的化学物质有可能是帕金森病的致病因素之一。但是在众多暴露于 MPTP 的吸毒者中仅少数发病，提示帕金森病可能是多种因素共同作用下的结果。

（3）神经系统老化：帕金森病主要发生于中老年人，40 岁以前发病少见，提示衰老与发病有关。有资料显示 30 岁以后，随着年龄的增长，黑质多巴胺能神经元开始呈退行性变，多巴胺能神经元渐进性减少。但 65 岁以上老年人中帕金森病的患病率并不高，因此，年龄老化只是帕金森病发病的危险因素之一。

（4）其他：除了年龄老化、遗传因素外，脑外伤、吸烟、饮咖啡等因素也可能增加或降低罹患帕金森病的危险性。吸烟与帕金森病的发生呈负相关，这在多项研究中均得到了一致的结论。咖啡因也具有类似的保护作用。严重的脑外伤则可能增加患帕金森病的风险。

总之，帕金森病并非单一因素，多种因素可能参与其中，遗传因素可使患病易感性增加，只有与环境因素及衰老的相互作用下，通过氧化应激、线粒体功能衰竭、钙超载、兴奋性氨基酸的毒性作用、细胞凋亡，免疫异常等机制才导致黑质多巴胺能神经元大量变性丢失而发病。

二、帕金森病患者的临床表现

帕金森病患者起病隐袭，缓慢发展，逐渐加剧。其主要症状是静止性震颤、肌张力增高、运动迟缓等，症状出现孰先孰后因人而异。症状常始于一侧上肢，逐步波及同侧下肢，再波及对侧上肢及下肢，即常呈"N"字形进展（65%～70%），25%～30%的病例自一侧下肢开始，两侧下肢同时开始者极少见。

1. 静止性震颤（static tremor）

约70%的患者以震颤为首发症状，多始于一侧上肢远端，静止时出现或明显，随意运动时减轻或停止，精神紧张时加剧，入睡后消失。手部静止性震颤在行走时加重。典型的表现是频率为4～6Hz的"搓丸样"震颤。部分患者可合并姿势性震颤。患者典型的主诉为："我的一只手经常抖动，越是放着不动越抖得厉害，干活拿东西的时候反倒不抖了。遇到生人或激动的时候也抖得厉害，睡着了就不抖了。"

2. 肌强直（rigidity）

检查者活动患者的肢体、颈部或躯干时可觉察到有明显的阻力，这种阻力的增加呈现各方向均匀一致的特点，类似弯曲软铅管的感觉，故称为"铅管样强直"（lead-pipe rigidity）。患者合并有肢体震颤时，可在均匀阻力中出现断续停顿，如转动齿轮，故称"齿轮样强直"（cogwheel rigidity）。患者典型的主诉为："我的肢体发僵发硬。"在疾病的早期，有时肌强直不易察觉到，此时可让患者主动活动一侧肢体，被动活动的患侧肢体肌张力会增加。

3. 运动迟缓（bradykinesia）

运动迟缓指动作变慢，始动困难，主动运动丧失。患者的运动幅度会减少，尤其是重复运动时。根据受累部位的不同，运动迟缓可表现在多个方面。面部表情动作减少，瞬目减少，称为面具脸（masked face）。说话声音单调低沉、吐字欠清。写字可变慢变小，称为"小写征"（micrographia）。洗漱、穿衣和其他精细动作可变得笨拙、不灵活。行走的速度变慢，常曳行，手臂摆动幅度会逐渐减少甚至消失。步距变小。因不能主动吞咽至唾液不能咽下而出现流涎。夜间可出现翻身困难。在疾病的早期，患者常常将运动迟缓误认为是无力，且常因一侧肢体的酸胀无力而误诊为脑血管疾病或颈椎病。因此，当患者缓慢出现一侧肢体的无力，且伴有肌张力的增高时应警惕帕金森病的可能。早期患者的典型主诉为："我最近发现自己的右手（或左手）不得劲，不如以前利落，写字不像以前那么漂亮了，打鸡蛋的时候觉得右手不听使唤，不如另一只手灵活。走路的时候觉得右腿（或左腿）发沉，似乎有点拖拉。"

4. 姿势步态障碍

姿势反射消失往往在疾病的中晚期出现，患者不易维持身体的平衡，稍不平整的路面即有可能跌倒。患者典型的主诉为："我很怕自己一个人走路，别人稍一碰我或路上有个小石子都能把我绊倒，最近我摔了好几次了，以至于我现在走路很小心。"姿势反射可通过后拉试验来检测。检查者站在患者的背后，嘱患者做好准备后牵拉其双肩。正常人能在后退一步之内恢复正常直立，而姿势反射消失的患者往往要后退三步以上或需人搀扶才能直立。帕金森病患者行走时常常会越走越快，不易至步，称为慌张步态（festinating gait）。患者典型的主诉为："我经常越走越快，止不住步。"晚期帕金森病患者可出现冻结现象，表现为行走时突然出现短暂的不能迈步，双足似乎粘在地上，须停顿数秒钟后才能再继续前行或无法再次启动。冻结现象常见于开始行走时（始动困难）、转身时、接近目标时，或担心不能越过已知的障碍物时，如穿过旋转门。患者典型的主诉为："起身刚要走路时常要停顿几秒才能走起来，有时候走着走着突然就迈不开步了，尤其是在转弯或是看见前面有东西挡着路的时候。"

5. 其他症状

反复轻敲眉弓上缘可诱发眨眼不止（Myerson 征）。口、咽、腭肌运动障碍，讲话缓慢，语音低沉单调，流涎，严重时可有吞咽障碍。自主神经症状较普遍，如皮脂腺分泌亢进所致脂颜（oily face），汗腺分泌亢进之多汗，消化道蠕动障碍引起的顽固性便秘，交感神经机能障碍所致的直立性低血压等。还可出现情绪低落、焦虑、睡眠障碍、认知障碍等非运动症状。疲劳感也是帕金森病常见的非运动症状。患者典型的主诉为："我感觉身体很疲乏，无力；睡眠差，经常睡不着；大便费劲，好几天一次；情绪不好，总是高兴不起来；记性差，脑子反应慢。"

三、帕金森病的临床治疗

（一）治疗原则

1. 综合治疗

药物治疗是帕金森病最主要的治疗手段。左旋多巴制剂仍是最有效的药物。手术治疗是药物治疗的一种有效补充。康复治疗、心理治疗及良好的护理也能在一定程度上改善症状。目前应用的治疗手段主要是改善症状，但尚不能阻止病情的进展。

2. 用药原则

用药宜从小剂量开始逐渐加量。以较小剂量达到较满意疗效，不求全效。用药在遵循一般原则的同时也应强调个体化。根据患者的病情、年龄、职业及经济条件等因素采用最佳的治疗方案。药物治疗时不仅要控制症状，也应尽量避免药物不良反应的发生，并从长远的角度出发尽量使患者的临床症状能得到较长期的控制。

（二）药物治疗

1. 保护性治疗

原则上，帕金森病一旦确诊就应及早予以保护性治疗。目前临床上作为保护性治疗的药物主要是单胺氧化酶 B 型（MAO-B）抑制剂。近年来研究表明，MAO-B 抑制剂有可能延缓疾病的进展，但目前尚无定论。

2. 症状性治疗

（1）早期治疗。

1）用药时机：疾病早期病情较轻，对日常生活或工作尚无明显影响时可暂缓用药。若疾病影响患者的日常生活或工作能力，或患者要求尽早控制症状时即应开始症状性治疗。

2）选药原则：老年前期（<65 岁）患者不伴智能减退可选择以下几种药物。①非麦角类多巴胺受体（DR）激动剂；②司来吉兰或加用维生素 E；3）复方左旋多巴合用儿茶酚胺-氧位-甲级转移酶（COMT）抑制剂；④金刚烷胺和（或）胆碱能药；若震颤明显而其他抗帕金森病药物效果不佳则可选用抗胆碱能药；⑤复方左旋多巴，一般在①、②、③方案治疗效果不佳时加用。但对于某些患者，如果出现认知功能减退或因特殊工作之需，需要显著改善运动症状，那么复方左旋多巴可作为首选。

（2）中期治疗。

患者在早期阶段如果首选了多巴胺受体激动剂、司来吉兰（selegiline，又称丙炔苯丙胺）、金刚烷胺或抗胆碱能药物治疗，发展至中期阶段时症状改善往往已不明显，此时应添加复方左旋多巴；若在早期阶段首选低剂量复方左旋多巴治疗的患者，症状改善往往也不显著，此时应适当加大剂量或添加多巴胺受体激动剂、司来吉兰、金刚烷胺、COMT 抑制剂。

（3）晚期治疗（Hoehn-Yahr Ⅳ～Ⅴ级）。

晚期患者由于疾病本身的进展及运动并发症的出现，治疗相对复杂，处理也较困难。因此，在治疗之初即应结合患者的实际情况制订合理的治疗方案，以期尽量延缓运动并发症的出现，延长患者有效治疗的时间窗。

1）运动并发症的治疗。

中晚期帕金森病患者可出现运动并发症，包括症状波动和异动症。

①症状波动的治疗：症状波动（motor fluctuation）包括疗效减退（wearing-off）和"开-关"现象（on-off phenomenon）。第一，疗效减退指每次用药的有效作用时间缩短。患者此时的典型主诉为："药物不像以前那样管事了，以前服一次药能维持 4 小时，现在 2 个小时药就过劲了。"此时可通过增加每日服药次数或增加每次服药剂量，或改用缓释剂，或加用其他辅助药物。第二，"开-关"现象表现为突然不能活动和突然行动自如，两者在几分钟至几十分钟内交替出现。多见于病情严重者，机制不明。患者此时的典型主诉为："以前每次服药后大致什么时候药效消失自己能估计出来，现在不行了，药效说没就没了，很突然。即使自认为药效应该还在的时候也会突然失效。"一旦出现"开-关"现象，处理就较困难。可采用微泵持续输注左旋多巴甲酯、乙酯或 DR 激动剂。

②异动症的治疗：异动症又称运动障碍（dyskinesia），表现为头面部、四肢或躯干的不自主舞蹈样或肌张力障碍样动作。主要表现为三种形式：第一，剂峰异动症（peak-dose dyskinesia），常出现在血药浓度高峰期，此时患者的典型主诉为："每次药劲一上来，身体就不那样硬了，动作也快了，抖也轻了，但身体会不自主地晃动，控制不住。"第二，双相异动症（biphasic dyskinesia）：在剂峰和剂末均出现。此时患者的典型主诉为："每次在药起效和快要失效时都会出现身体的不自主晃动。"第三，肌张力障碍（dystonia）：足或小腿痛性肌痉挛，多发生在清晨服药之前，也是异动症的一种表现形式。此时患者的典型主诉为："经常早上一起来就感觉脚抠着地，放松不下来，有时还感觉疼。"剂峰异动症可通过减少每次左旋多巴剂量或加用 DR 激动剂/金刚烷胺来治疗。双相异动症控制较困难，可加用长半衰期 DR 激动剂或 COMT 抑制剂，或微泵持续输注左旋多巴甲酯、乙酯或 DR 激动剂。肌张力障碍可根据其发生在剂末或剂峰而对相应的左旋多巴制剂剂量进行相应的增减。

2）非运动症状的治疗。

①精神障碍的治疗：帕金森病患者在疾病晚期可出现精神症状，如幻觉、欣快、错觉等。而抗帕金森病的药物也可引起精神症状，最常见的是盐酸苯海索和金刚烷胺。因此，当患者出现精神症状时首先考虑依次逐渐减少或停用抗胆碱能药、金刚烷胺、司来吉兰、DR 激动剂、复方左旋多巴。

对经药物调整无效或因症状重无法减停抗帕金森病药物者，可加用抗精神病药物，如氯氮平、喹硫平等。出现认知障碍的帕金森病患者可加用胆碱酯酶抑制剂，如石杉碱甲、多奈哌齐、卡巴拉汀。

②自主神经功能障碍的治疗：最常见的自主神经功能障碍包括便秘、泌尿障碍、体位性低血压等。便秘的患者可增加饮水量、多进食富含纤维的食物，同时也可减少抗胆碱能药物的剂量或服用通便药物。泌尿障碍的患者可减少晚餐后的摄水量，也可试用奥昔布宁、莨菪碱等外周抗胆碱能药。体位性低血压患者应增加盐和水的摄入量，可穿弹力袜，也可加用 α-肾上腺素能受体激动剂——米多君。

③睡眠障碍：帕金森病患者可出现入睡困难、多梦、易醒、早醒等睡眠障碍。若帕金森病患者的睡眠障碍是由于夜间病情加重所致，可在晚上睡前加服左旋多巴控释剂。若患者夜间存在不安腿综合征影响睡眠，可在睡前加用 DR 激动剂。若经调整抗帕金森病药物后仍无法改善睡眠，则可选用镇静安眠药。

（三）手术治疗

手术方法主要有两种，神经核毁损术和脑深部电刺激术（deep brain stimulation，DBS）。神经核毁损术常用的靶点是丘脑腹中间核（ventral intermediate nucleus，VIN）和苍白球腹后部（posteroventral pallidotomy）。以震颤为主的患者多选取丘脑腹中间核，以僵直为主的多选取苍白球腹后部作为靶点。神经核毁损术费用低，且也有一定疗效，因此在一些地方仍有应用。脑深部电刺激术因其微创、安全、有效，已作为手术治疗的首选。帕金森病患者出现明显疗效减退或异动症，经药物调整不能很好地改善症状者可考虑手术治疗。手术对肢体震颤和肌强直的效果较好，而对中轴症状（如姿势步态异常、吞咽困难等功能）无明显改善。手术与药物治疗一样，仅能改善症状，而不能根治疾病，也不能阻止疾病的进展。术后仍需服用药物，但可减少剂量。继发性帕金森病综合征和帕金森病叠加综合征患者手术治疗无效。早期帕金森病患者、药物治疗效果好的患者不适宜过早手术。

制订帕金森病的治疗方案要受下列因素的制约：年龄、病情的轻重、患者的经济能力和对药物的反应。对新近诊断的早期帕金森病患者，如果症状轻微，没有影响到功能，可以先不服药，而加强功能锻炼。在可能的情况下，服用一些神经保护剂，虽然目前还没有明确的神经保护药物治疗帕金森病。

（四）细胞移植及基因治疗

由于帕金森病主要是由黑质多巴胺神经元变性导致纹状体内多巴胺水平下降所致，因此在纹状体内植入能够分泌多巴胺的细胞，恢复多巴胺的神经环路，即成为一种针对病因的理想治疗方法。如同种异体胚脑移植治疗（也称中脑黑质组织移植）和干细胞联合基因治疗。

四、帕金森病的康复评估

帕金森病康复的评估应围绕损伤、活动、参与三个水平进行，主要评估个体的活动能力和社会参与能力。在损伤水平的评估主要依据临床表现：静止性震颤、肌肉强直、动作缓慢和体位反射受损及帕金森病慌张步态等。病情严重的患者不能运动，其肌力和耐力丧失，生活不能自理。

（一）肌张力的分级（Ashworth 分级）

0 级：肌张力无增高，被动活动患侧肢体在整个范围内均无阻力。

1 级：肌张力稍增高，被动活动患侧肢体到终末端时有轻微的阻力。

1＋级：肌张力稍增高，被动活动患侧肢体在前 1/2ROM 中有轻微的"卡住"感觉，后 1/2ROM 中有轻微阻力。

2 级：肌张力轻度增高，被动活动患侧肢体在大部分 ROM 内均有阻力，但仍可活动。

3 级：肌张力中度增加，被动活动患侧肢体在整个 ROM 内均有阻力，活动比较困难。

4 级：肌张力高度增加，患侧肢体僵硬，阻力很大，被动活动十分困难。

（二）日常生活活动能力评估

详见项目二中的相关内容。

（三）帕金森病主要功能障碍程度评估表

此表包含十方面内容：

（1）运动过缓。

（2）震颤。

（3）僵直。

（4）姿势。

（5）步态。

（6）从椅子上起立。

（7）用手写字。

（8）言语。

（9）面部表情。

（10）日常生活活动（ADL）能力。

帕金森病主要功能障碍程度评估表采用 5 级 4 分制评分，分值代表严重程度。0～2 分：正常；3～10 分：轻度功能障碍；11～20 分：中度功能障碍；21～30 分：重度功能障碍；31～40 分：极重度功能障碍。

五、帕金森病的康复训练方法

（一）一般康复措施

疏导患者保持积极乐观的心态，树立战胜疾病的信心。饮食要规律、合理，可多吃些健脑的食物，如鱼虾、蛋黄、核桃和牛奶等，适量吃些蚕豆也有助于治疗帕金森病。注意作息规律，保证睡眠的时间和质量。积极参加体育锻炼，坚持每天晚饭后散步（30min）、晨起慢跑（10min）、晨起打太极拳（30min）、练健身操（30min）和俯卧撑（每次 5 组，每组 10 次）等运动。

（二）运动疗法

运动疗法的原则是抑制不正常的运动模式，学会正常的运动模式；充分利用视、听反馈；让患者积极主动地参与治疗；避免疲劳；避免抗阻。

训练方法：

1. 松弛和呼吸训练

找一个安静的地点，放暗灯光，将身体尽可能舒服地仰卧。闭上眼睛，开始深而缓慢地呼吸。腹部在吸气时鼓起，并想象气向上到达了头顶，在呼气时腹部放松，并想象气从头顶顺流而下，经过背部到达脚底，并想象放松全身肌肉。如此反复练习5～15min。

还可以取坐位，背靠椅背，全身放松，将两手放于胸前做深呼吸。

2. 面部动作训练

皱眉动作：尽量皱眉，然后用力展眉，反复数次。

用力睁闭眼。

鼓腮锻炼：首先用力将腮鼓起，随之尽量将两腮吸入。

露齿和吹哨动作，尽量将牙齿露出，继之做吹口哨的动作。

对着镜子，让面部表现出微笑、大笑、露齿而笑、撅嘴、吹口哨、鼓腮等。

3. 头颈部训练

帕金森病患者的颈部往往呈前倾姿势，非常僵硬，许多人以为是颈椎病造成的。如果不注意颈部的运动和康复，容易加重姿势异常，表现为驼背日益严重。下面介绍一套颈部康复的方法，但要注意，由于帕金森病患者多为老年人，多伴有程度不同的颈椎病，因此，在进行下述锻炼时一定要循序渐进，逐步加大动作幅度，运动时动作要缓慢轻柔。

上下运动：头向后仰，双眼注视天花板约5s，然后头向下，下颌尽量触及胸部。

左右转动：头面部向右转并向右后看大约5s，然后同样的动作向左转。面部反复缓慢地向左右肩部侧转，并试着用下颌触及肩部。

左右摆动：头部缓慢地向左右肩部侧靠，尽量用耳朵去触到肩膀。

前后运动：下颌前伸保持5s，然后内收5s。

4. 躯干训练

侧弯运动：双脚分开与肩同宽，双膝微曲，右上肢向上伸直，掌心向内，躯干向左侧弯，来回数次；然后左侧重复。

转体运动：双脚分开，略宽于肩，双上肢屈肘平端于胸前，向右后转体两次，动作要富有弹性；然后反方向重复。

5. 腹肌训练

平躺在地板上或床上，两膝关节分别屈向胸部，持续数秒钟；然后双侧同时做这个动作。

平躺在地板上或床上，双手抱住双膝，慢慢地将头部伸向两膝关节。

6. 腰背肌的训练

俯卧，腹部伸展，腿与骨盆紧贴地板或床，用手臂上撑维持10s。俯卧，手臂和双腿同时高举离地维持10s，然后放松。反复多次。

7. 上肢及肩部的训练

两肩尽量向耳朵方向耸起，然后尽量使两肩下垂。伸直手臂，高举过头并向后保持10s。双手向下在背后扣住，往后拉5s。反复多次。

手臂置于头顶上，肘关节弯曲，用双手分别抓住对侧的肘部，身体轮换向两侧弯曲。

8. 手部训练

伸直掌指关节，展平手掌，可以用一只手抓住另一只手的手指向手背方向扳压，防止掌指关节畸形。

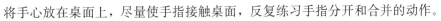

将手心放在桌面上，尽量使手指接触桌面，反复练习手指分开和合并的动作。

为防止手指关节的畸形，可反复练习握拳和伸指的动作。

9. 下肢训练

双腿稍分开站立，双膝微屈，向下弯腰，双手尽量触地。

左手扶墙，右手抓住右脚向后拉维持数秒钟，然后换对侧下肢重复。

"印度式盘坐"：双脚掌相对，将膝部靠向地板，维持并重复。

双脚呈"V"字形坐下，头先后分别靠向右腿、双脚之间和左腿，每个位置维持5～10s。

10. 步态训练

大多数帕金森病患者都有步态障碍，轻者表现为拖步，走路抬不起脚，同时上肢不摆臂，没有协同动作。严重者表现为小碎步前冲、转弯和过门坎困难。步态锻炼时要求患者双眼直视前方，身体直立，起步时足尖要尽量抬高，先足跟着地再足尖着地，跨步要尽量慢而大，两上肢尽量在行走时做前后摆动。其关键是要抬高脚和跨步要大。锻炼时最好有其他人在场，可以随时提醒和改正异常的姿势。

患者在起步和行进中，常常会出现"僵冻现象"出现，脚步迈不开，就像粘在地上了一样。遇到这种情况，不要着急，可以采用下列方法：首先将足跟着地，全身直立站好。在获得平衡之后，再开始步行，必须切记行走时先以足跟着地，足趾背屈，然后足尖着地。在脚的前方每一步的位置摆放一块高10～15cm的障碍物，做脚跨越障碍物的行走锻炼。但这种方法比较麻烦，在家里不可能摆放一堆障碍物，因此借助"L"形拐杖是一个很好的方法。

还可借助下肢康复机器人等康复设备进行步态矫正训练。

11. 平衡运动训练

帕金森病患者表现出姿势反射的障碍，行走时快步前冲，遇到障碍物或患者突然停步时容易跌倒，通过平衡训练能改善这种症状。

双足分开25～30cm，向左右、前后移动重心，并保持平衡。躯干和骨盆左右旋转，并使上肢随之进行大的摆动，对平衡姿势、缓解肌张力有良好的作用。

12. 语言障碍训练

患者常常因为语言障碍而变得越来越不愿意讲话，而越不讲话越会导致语言功能退化。和家人长期没有语言交流，加上帕金森病患者的表情缺乏，常常造成患者和亲属情感上的交流障碍和隔阂。因此，患者必须经常进行语言的功能训练。

（1）舌运动训练。

保持舌的灵活是讲话的重要条件，所以要坚持练习以下动作——舌头重复地伸出和缩回；舌头在两嘴间尽快地左右移动；围绕口唇环行尽快地运动舌尖；尽快准确地说出"拉—拉—拉""卡—卡—卡""卡—拉—卡"，重复数次。

（2）唇和上下颌训练。

缓慢地反复做张嘴闭嘴动作；上下唇用力紧闭数秒钟，再松弛；反复做上下唇撅起，如接吻状，再松弛；尽快地反复做张嘴闭嘴动作，重复数次；尽快说"吗—吗—吗……"，休息后再重复。

（3）朗读训练。

缓慢而大声地朗读一段报纸或优美的散文。最好是朗读诗歌，唐诗、宋词或者现代诗歌都行，可以根据自己的喜好来选。诗歌有抑扬顿挫的韵律，读起来朗朗上口，既可以治疗语言障碍，又可以培养情操，好的诗歌还可以激发斗志，是一个很好的方法。

（4）唱歌训练。

唱歌是一个很好的方法。可以选自己喜欢的歌曲来练习。有的患者在患病之后，说话变得不利索，可唱歌却不受影响。坚持练习唱歌之后，说话也明显改善。更重要的是唱歌可以锻炼肺含量，有利于改善说话底气不足的感觉，还能预防肺炎的发生。

（三）物理治疗

1. 头皮电针治疗

在头部运动区的皮下刺入针灸针，再连接上电针仪进行通电 15min，1 次/天，15 次为一疗程，可控制震颤。

2. 热疗

利用红外线、短波等热疗，可减轻强直。1 次/天，红外线每次 30min，短波每次 15min。

3. 推拿

肢体、躯干及面部推拿，可减轻强直和震颤。2 次/天，每次 20min，15 天为一疗程。

（四）作业疗法

作业疗法主要是激发患者的兴趣，增加关节活动度，改善手功能，纠正前倾姿势。捏橡皮泥、编织、磨砂板等都增加关节活动度。站立位进行各项抬头高位操作纠正前倾姿势。还要进行如站立、行走、穿衣、洗漱、进食、大小便和写字等日常生活活动技能的训练，2 次/天，每次 30min。

（五）语言训练

让患者有意识地大声说话，强调每一个字都要尽量发音准确，一般面对镜子在照护人员的教导下进行训练，注意口形、舌的位置和面肌表情。在嘴唇涂蜂蜜后用舌舔以训练舌唇动作，练习唱歌。1 次/天，每次 30min。

以上治疗方式中运动疗法、作业疗法需每天坚持进行；物理治疗于两疗程后停 7 天进行观察，患者能适应则每天 1 次坚持进行；语言治疗根据患者病情选择，出现言语障碍时根据上述方案进行训练；使用左旋多巴会有体位性低血压、中枢不良反应（失眠、幻觉、妄想、多运动及不安感等），因此帕金森病康复治疗是尽量运用运动疗法和日常生活活动训练等作业疗法改善患者功能。

六、健康指导

目前尚无有效的预防措施阻止疾病的发生和进展。当患者出现临床症状时，黑质多巴胺能神经元已经死亡 50％以上，纹状体 DA 含量减少在 80％以上。因此，早期发现临床前患者，并采取有效的预防措施阻止多巴胺能神经元的变性死亡，才能阻止疾病的发生与进展。如何早期发现临床前患者已成为帕金森病研究领域的热点之一。基因突变以及快速动眼睡眠行为障碍、嗅觉减退等帕金森病的非运动症状可出现在运动症状出现之前数年，它们可能是帕金森病发生的早期生物学标记物。多个生物标记物的累加有可能增加罹患帕金森病的风险。有关多巴胺能神经元的保护性药物目前尚在研究之中。流行病学证据显示每天喝 3 杯绿茶可以降低患帕金森病的风险。维生素 E、辅酶 Q10 以及鱼油等可能对神经元有一定的保护作用。

（一）疾病护理

服用左旋多巴制剂的患者用药应与进餐隔开，应餐前 1h 或餐后 1.5h 用药。便秘的患者应多饮水、多进食富含纤维的食物。适当的运动对于患者的功能恢复有一定的帮助。近来研究表明，太极拳对于患者的平衡功能有帮助。早期患者日常生活可自理，至中期多数患者需要一定程度的帮助。晚期患者日常生活需要照料。吞咽困难、饮水呛咳的患者可给予鼻饲饮食。长期卧床者应定期翻身拍背，以避免褥疮和坠积性肺炎的发生。尿失禁者需行导尿。

（二）帕金森病患者的合理饮食

（1）应结合患者情况，饮食喜好，注意食品的配比结构，副食、荤素以及花色品种的搭配。多食富含纤维素和易消化的食物，多吃新鲜蔬菜、水果，多饮水，多食含酪胺酸的食物（如瓜子、杏仁、芝麻、脱脂牛奶等）可促进脑内多巴胺的合成，适当控制脂肪的摄入。

（2）蛋白质饮食不可过量，盲目地给予过高蛋白质饮食可降低左旋多巴的疗效，因为蛋白质消化中产生的大量中性氨基酸，可与左旋多巴竞争入脑而影响其疗效。因此在膳食中适当给予蛋、奶、鱼、肉等食品，保证蛋白质的供应，每日需要量为 $0.8 \sim 1.2 \mathrm{g/kg}$ 体重。如有发热、褥疮等情况应增加蛋白质的供给量。

（3）对咀嚼、吞咽功能障碍者，进食时以坐位为宜，应选择易咀嚼、易吞咽、高营养、高纤维素的食物。进餐前回想吞咽步骤。进餐时让其将口腔多余的唾液咽下，咀嚼时用舌头四处移动食物，一次进食要少，并缓慢进食，进餐后喝水，将残存食物咽下，防止吸入性肺炎。

（4）对于伴有糖尿病的患者，应给予糖尿病饮食；伴有冠心病及高血压的患者，以高糖、高维生素、适量蛋白质饮食为宜，限制动物脂肪和食盐的摄入。

（三）注意事项

（1）穿着：选择容易穿脱的拉链衣服及开襟在前、不必套头的衣服。拉链与纽扣可用尼龙粘链代替。尽量穿不用系鞋带的鞋子，不要用橡胶或生胶底的鞋子，因为鞋子抓地时，可能会使患者向前倾倒。

（2）洗浴：在浴盆内或淋浴池板上铺上一层止滑的东西（如橡胶垫），并可在浴盆内放置一把矮凳，以便让患者坐着淋浴。长握把的海绵、洗浴用的手套等有助于患者洗浴。刮胡子使用电动剃须刀，使用纸杯或塑料杯刷牙。

（3）进餐：因为患者肌肉不协调，不要催患者快吃快喝。喝冷饮可选用有弹性的塑料吸管，喝热饮用有宽把手且质轻的杯子。在患者的碗或盘子下放一块橡皮垫以防滑动。

（4）预防感染：由于本病患者容易患支气管炎或肺炎，因此，在出现咳嗽或发烧时要马上处理，免得严重感染随之而至。

（5）预防便秘：鼓励患者增加身体活动，饮足够的水，在每天饮食中增加纤维性物质（如蔬菜等），必要时或迫不得已时才用通便药物。

同步训练

见情境导入，为刘爷爷进行专科查体如下。体温：36.5℃；呼吸：18 次/分；脉搏：76 次/分。神清，面具脸，流涎较多，颜面躯干皮脂分泌增多。平卧血压 120/80mmHg，立位血压 120/80mmHg；双眼各向活动无障碍；四肢肌力 5 级，肌肉无明显萎缩，肱二头肌、膝腱反射无明显亢进，双侧 Hoffmann 征、Babinski 征阴性；指鼻准；双侧肢体 3～5Hz 粗大搓丸样静止性震颤，四肢肌张力高，呈齿轮样强直，左侧重于右侧。屈曲体态，慌张步态，小写征明显。

请为刘爷爷制定康复护理措施。

任务六

类风湿性关节炎患者康复护理方案制订

情境导入

陶女士，63岁，患有类风湿性关节炎15年，久治不愈，发病时全身骨关节疼痛，双腕、双踝、双膝出现肿胀现象，手臂不能伸直，不能下蹲，严重时卧床不起，生活不能自理，精神压抑，甚至有轻生现象。

任务描述

请对陶女士进行康复护理评估，并提出相应的护理措施。

 知识

一、概述

类风湿性关节炎（rheumatoid arthritis，RA）是一种以慢性、对称性、多关节炎为主的全身性自身免疫性疾病。其特点是关节痛和肿胀反复发作逐渐导致关节破坏、强直和畸形，是全身结缔组织疾病的局部表现，是致残率较高的疾病，任何年龄均可发病，好发于20～40岁，男女之比为1∶4。其特征性的病理变化为非特异性的滑膜炎症。其病因复杂，目前多认为与免疫、感染、受寒、劳损等关系密切。其主要表现为患者指间关节、掌指关节及腕关节对称性肿痛及活动受限，指间关节呈梭形肿胀，晚期形成手尺偏及手指的"鹅颈样"（见图4-6-1）或"纽扣花"样畸形（这是类风湿关节炎的特征性表现）。

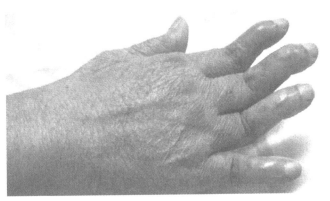

图 4 - 6 - 1 鹅颈样畸形

二、主要功能障碍

1. 关节活动受限

急性期主要与关节炎性渗出、肿胀、疼痛有关，慢性期主要与关节周围软组织粘连、挛缩、关节僵硬，甚至强直、关节破坏、承重能力下降有关。关节肿胀是由于不同程度的滑膜增生变厚和滑膜积液，以浮沉触诊法可区分两者的不同程度。

2. 肌肉萎缩、肌力下降

常见于严重关节炎后期，与活动减少引起的肌肉失用性萎缩及体质下降、营养不良有关。

3. 晨僵

主要与关节炎性渗出、关节周围组织水肿和肌炎引起的肌紧张有关。

4. 心理、情绪的变化

患者常表现为忧郁、焦虑、悲观失望、情绪低落等，主要原因是类风湿关节炎病程长，反复发作，后期活动不便，日常生活、工作受影响，生活质量下降。

5. 生活自理能力下降

早期与关节疼痛、肿胀、肌痉挛、关节活动受限有关，中、晚期与关节僵硬、关节软骨破坏、关节变形、关节周围软组织粘连、挛缩、肌肉萎缩无力等因素有关。

三、康复护理评估

1. 疼痛

开始关节轻度僵硬，上下楼时吃力，运动过度时疼痛加剧，休息后可部分缓解。晚期则疼痛加重，表现为持续性休息痛。疼痛程度分为轻度、中度、重度，也可用目测评分法来评估。

2. 肌肉萎缩，肌肉力量下降

肌力测定时可采用徒手肌力检查法。

3. 活动受限，运动障碍

早期无明显活动受限，晚期则因疼痛加剧及关节内结构改变而发生不同程度的活动受限、运动障碍。可用量角器测量病变关节活动度。

4. 日常生活活动能力下降

可用 Barthel 指数等量表测试患者的日常生活活动能力情况。

（一）康复护理目标

（1）对关节活动受限、生活不能完全自理者做好生活护理，增强舒适感。

（2）预防并发症。对长期卧床者，要保持床单及皮肤的清洁干燥，防止压疮发生。按时翻身、叩背、咳痰，防止呼吸系统并发症等。对严重关节功能障碍者，注意防跌倒、骨折等意外发生。

（3）通过康复治疗、护理延缓疾病进展，减轻残疾，提高生活质量。

（二）康复护理措施

1. 正确休息

急性炎症期，需卧床休息，关节用夹板制动。固定期间，应将关节置于最佳功能位置，但过分的静止休息容易造成关节僵硬、肌肉萎缩等，故应每日除去夹板做主动或主动辅助 ROM 训练。夹板固定的作用是保护和固定炎症组织，最终目的是保存一个既可活动又具有功能的有用关节。长期卧床能引起骨质疏松、高钙血症、高钙尿症、肌萎缩、无力、心动减慢，故急性炎症期间也应进行相应的运动疗法，一般每日只进行一次主动 ROM 训练。

2. 体位康复护理

（1）注意保持正确体位：以免发生畸形。尽可能采取水平位休息，枕头不宜过高，除头部用枕外，其他部位均不宜用。床垫应质地较致密松软，过软易使臀部下沉，形成双膝、双髋屈曲畸形。久卧床者，为避免双足下垂，应在足部放置支架，将被服架空，以防被服下压双足加速垂足出现，同时鼓励患者定期将双足前部蹬于床端横档处，用于纠正和（或）预防足下垂，仰卧和侧卧交替采用。侧卧时注意避免颈椎过度前屈畸形，鼓励患者俯卧（此时应避免踝关节因体位所致过伸），由数分钟增至 1h，每日 2 次。

（2）关节功能位的保持：不适当的体位和不良姿势常常引起肢体的挛缩。站立时，头部应保持中立，下颌微收，肩取自然位，不下垂，不耸肩，腹肌内收，髋、膝、踝均取自然位。

在关节具有一定活动度时，应力争将关节活动保持于最低功能活动度。如关节制动，应将关节固定于功能位。表 4-6-1 为各关节功能位的要求。

表 4-6-1 各关节最低功能位

关 节	最低功能位	关 节	最低功能位
·髋	屈曲 5°～10°	·肘	屈曲 70°～80°
	旋转中位		旋后 10°～15°
平衡步态要求	屈 25°，外展 50°，外旋 5°	单侧进餐修饰	屈 70°
·膝	外旋 5°，屈 5°～10°	双侧进餐修饰	一侧屈 70°，另侧屈 150°
·踝		·腕	背屈 5°～10°
平稳步态要求	屈 15°，中位	单侧	盥洗、梳饰，伸直位
	跖屈 10°，宜穿高跟鞋	双侧	一侧伸直位，另侧屈 5°

续前表

关 节	最低功能位	关节	最低功能位
· 肩	屈曲 30°～45°	· 手	
	内旋 10°	· 掌指关节	屈 30°
进餐修饰要求	屈曲 20°	抓握	掌指近端指间关节屈曲 35°
穿着要求	外展 45°	· 拇指	外展，虎口距 2cm
	内旋 20°	· 近端指间关节	捏，伸直位
· 下颌	开口上、下齿距 2cm	· 掌指关节	捏，伸直位
		· 头部	直立，前视

（3）应避免的体位：一些关节在特定体位下，关节内部压力较低，可以减痛，但非功能位，一旦这种体位保持超过 8 周，因关节囊粘连、挛缩等原因就难以恢复正常。如髋屈曲外旋位、膝屈曲 40°位、肘屈曲 90°位，虽能减痛，但均应避免。同时避免长时间保持同一体位不变。

3. 疼痛的护理

（1）一般护理：急性疼痛时关节不应负荷或活动；保持正确体位，避免同一姿势长时间负重，以减轻关节负荷；工作或活动的强度不应加重或产生疼痛，减轻关节应激反应；体重过重者，应进行减重治疗。

（2）理疗：

1）热疗：应用热疗可以减轻疼痛，放松紧张的肌肉，改善局部血液循环，减轻肿胀，增加关节活动度。浅表热疗：透热深度为皮下 1cm 以内，包括热敷垫、蜡疗、热水袋、红外线、加热的水疗槽、水池及温泉等。治疗时间 15～20min，温度以 45℃为宜。如结合中草药热洗或热敷，效果更佳。深层热疗：透热深度一般超过 1cm 以上，包括短波、微波、超声波，多适用于慢性期的患者，以增加组织的伸展性。

2）冷疗：冷疗可止血、消肿，故适用于关节在急性炎症期或肌肉、骨关节外伤肿胀较重时，具有限制炎症的发展、减轻关节肿胀、缓解疼痛、减少关节受损害等作用。家庭冷疗可使用冰块、冰袋、冷水，每天 1～2 次，每次约 20min。

3）电刺激：应用电刺激的方法，可以止痛，增强肌肉的力量，延缓肌肉萎缩及减轻肌肉痉挛，包括低频波、中频波。

4. 晨僵的护理

晚上睡眠时可使用弹力手套保暖；早上起床后进行温水浴或盐水浸泡僵硬关节，起床后应活动关节；积极参加日常活动，避免长时间不活动；晚间进行轻微的 ROM 训练能明显减少晨僵。

5. 辅助器具的使用

RA 患者有时需要一定辅助步行的用具以支持体重和保持平衡。

拐杖、手杖的选择：这些是一种上肢伸长的替代形式。用以弥补患肢所失去的支撑、平衡和负重功能。使用手杖要求上肢及肩的肌力正常，平衡状态良好。使用拐杖要求患者的上肢肌力及体力处于良好状态。一般来说手杖能承受体重的 20%～25%。单侧前臂拐杖最大承受的体重为 45%。双腋拐能承受体重的 80%。

矫形器的应用：RA 患者除了合理应用运动疗法外，还应采用矫形器，通过力的作用防治畸形。

矫形器具有稳定、支持、助动、矫正、保护等功能。夹板功能与矫形器相似，目的在于减少炎症，使肢体处于最佳功能位，保护术后关节的组合，对紧张肌腱和韧带提供牵引并增加其功能。

6. 运动疗法

（1）肌力训练。

在急性期或关节固定期，虽然关节不宜做运动，但为保持肌力，可进行等长收缩练习，以保护炎症性关节病变患者的肌力，因可使肌肉产生最大张力而对关节的应力最小，每日只要有数次的最大等长收缩就能保持或增加肌力和耐力，因此对类风湿关节炎患者是简便、安全、可行的方法。如仰卧时一侧下肢伸直上抬约 10cm 或在踝关节处加上 1～2kg 重物再上抬，以训练臀大肌和臀中肌，每次持续用力 5s 左右，然后稍休息，反复进行 10～20 次。

在恢复期或慢性期，可在关节耐受的情况下，加强关节主动运动，适当进行等张练习或抗阻练习。游泳池内或水中均是等张运动的良好环境，由于浮力使作用于关节的应力减少，一定的水温更有助于关节周围肌肉等软组织松弛，故水中等张运动很适宜于类风湿关节炎患者。也可指导患者用滑轮、弹簧、沙袋等进行肌力训练。

（2）关节体操练习。

关节体操可有效地预防关节僵硬，改善关节活动能力，恢复关节活动度。在做操前先对受累关节进行轻柔的按摩或热疗，可防止损伤，提高疗效。做操时用力应缓慢，切忌粗暴，应尽量达到关节的最大活动度，但以不引起关节明显疼痛为度。如有条件在温水中练习关节体操，则既舒适效果也会更好。

1）手指关节体操：

①用力握拳→张开手指。

②各指分开→并拢。

③各指尖轮流与拇指对指。

2）腕关节体操：

①手指伸直，腕关节上、下摆动做屈伸练习。

②手指平放，掌心向下，手向桡侧、尺侧往返摆动。

③手做环绕活动。

④双手胸前合掌，两腕轮流背屈。

3）肘关节体操：

①屈肘，手触肩→复原。

②两臂自然靠在身旁，轮流屈、伸肘。

4）前臂旋转体操：

①肘屈成 90°，做前臂旋前、旋后练习。

②双手拧毛巾练习。

5）肩关节体操：

①两臂伸直，向正前方平举→上举→放下。

②两臂伸直，侧平举→上举→放下。

③坐位或立位，两臂在背后伸直后引，躯干挺直。

④直臂绕环或在屈肘的姿势下绕环。

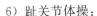

6）趾关节体操：

足趾向上屈起→复原→向下卷曲→复原。

7）踝关节体操：

①坐位或仰卧位，足背屈起→向下。

②坐位或仰卧位，足向内摆（内收）→向外摆（外展）。

③足踝绕环运动。

8）膝关节体操：

①俯卧位，屈膝关节使足跟尽量靠近臀部，然后伸直。

②坐位（膝屈位），伸展膝关节至最大范围，然后放下。

9）髋关节体操：

①仰卧位，两腿轮流屈髋屈膝→伸直。

②仰卧位（腿伸直），髋关节内收→外展。

③仰卧位（膝伸直），髋关节内旋→外旋。

④立位（膝保持伸直），直腿前踢（屈髋）→直腿后伸（伸髋）。

（3）全身运动。

RA 会造成身体的慢性消耗，加之患者活动减少，因此可引起体质下降，身体虚弱，应适当进行全身活动，以保持整个身体处于良好状态。最好能进行适量的耐力运动，它对锻炼心肺功能，改善糖及脂肪代谢具有突出作用。常用的项目有行走、跑步、自行车、游泳等，应用时应根据关节炎情况和心肺功能确定强度。常用于 RA 恢复中后期，以增强心血管功能，提高体质。

（4）训练顺序及训练量。

1）当软组织紧张所致关节活动受限时，应当先进行被动的关节牵张，再用主动 ROM 训练；如无关节活动受限，则用保持 ROM 的主动训练；当关节生物力学状态良好时，先用等长收缩，继之用等张收缩以加强肌力训练。

2）避免训练过量，训练后疼痛超过 2h，出现过度疲劳，虚弱无力现象加重，原有 ROM 减少，关节肿胀增加均视为运动量过度，应当进行适当调整，运动后疼痛如经夜间休息能恢复，表明运动量是合适的。每次运动后，必须有适量的休息。

7. 日常生活活动训练

日常生活活动训练的目的在于训练患者在病残范围内从事日常家庭生活、工作和娱乐活动，使其能够发挥出剩余功能、保证生活质量。训练时，应根据患者的病情、功能情况等选择针对性的作业活动，以提高患者的实际功能及日常生活能力。RA 患者日常生活活动能力训练以行走、修饰、穿脱衣、进食等动作作为前提，通过训练让患者自身来完成，必要时需要借助支具或自助器以使患者独立完成日常生活所需的动作。日常生活活动训练应循序渐进，消除依赖心理，提高熟练度和技巧度。

五、康复护理指导

（1）注意合理饮食，戒烟限酒，进食富含蛋白质、维生素、钙、铁，清淡、易消化的非辛辣、刺激性食物。既要营养丰富，纠正贫血，又要避免出现超重、肥胖，因为体重每减轻 1kg 魄能减轻髋关节负重3～4kg。

（2）平时选用宽松、透气的衣服，室内温度恒定，注意关节的保暖、防潮，避免在寒冷、潮湿的环境中生活，寒冷易引起肌肉痉挛，不应在寒冷环境中锻炼。

（3）药物治疗疗程长，有不良反应，要按医生指导方法和注意事项按时服药，不能随便停药、换药、增减药物用量。只有避免药物严重不良反应，才能达到缓解疾病的效果。

（4）RA患者在日常生活中应重视保护关节，合理使用关节，这样可以减轻关节炎症及疼痛，减轻关节负担，避免劳损，预防关节损害及变形，减少体能消耗。

（5）关节保护原则。

1）姿势正确：休息时要让关节保持良好的姿势，工作时应采用省力姿势及采用省力动作，并常更换姿势和动作，以免关节劳损和损伤。

2）劳逸结合：工作和休息合理安排。需长时间持续工作时，应在中间间插休息。工作过程中最好能让关节轮流休息。

3）用力适度：不要勉强干难以胜任的重活，用力应以不引起关节明显疼痛为度。

4）以强助弱：多让大关节、强关节为小关节、弱关节代劳，以健全的关节辅助有炎症的关节，减轻它们的负担。

5）以物代劳：使用各种辅助器具协助完成日常生活活动，以弥补关节功能缺陷，减轻关节负担。

6）简化工作：在工作之前先做好计划，并做好一切准备工作，把复杂的工作分成多项简单工作来完成。充分利用省力设备或器材完成工作。

同 步 训 练

江奶奶，70岁，退休干部，患有类风湿性关节炎近10年，初始两侧肘关节阵发疼痛，未予留意。后两年呈进行性加重，其他关节，诸如膝、踝、腕关节也相继开始隐痛。经多方治疗，目前疼痛基本消失，但各关节活动受限明显，日常生活活动部分自理。

请帮江奶奶制订康复护理评估项目，并根据具体情况制定康复护理措施。

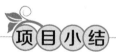

项目小结

本项目介绍了老年人常见病的康复护理方案的制订，包括为脑卒中、肩周炎、腰椎间盘突出症、颈椎病、帕金森病及类风湿性关节炎等。本部分内容是对项目二与项目三的综合运用，通过康复护理评估制订康复护理方案并进行康复护理指导，最终达到老年人的全面康复。

● **重要概念**

良肢位　偏瘫患者的典型痉挛模式　Bobath 握手　三点支撑法　五点支撑法

● **课后讨论**

1. 脑卒中患者康复护理的最佳时机是什么时候？

2. 如何在日常生活中预防颈椎病、腰椎病发病？

3. 肩周炎与类风湿性关节炎的康复训练方法有何异同？

4. 帕金森病患者应如何进行康复训练？

● **课后自测**

一、不定项选择题

1. 帕金森病患者常见的功能障碍包括（　　）

　A. 震颤　　　　　　　　　　　　B. 肌强直

　C. 偏瘫步态　　　　　　　　　　D. 运动迟缓

2. 偏瘫患者上下台阶训练的原则包括（　　）

　A. 健腿先上，患腿先下

　B. 健腿先下，患腿先上

　C. 进行训练前应给予充分的说明和示范，以消除患者的恐惧感

　D. 训练时先睁眼训练，再闭眼训练

3. 肩周炎患者良肢位的摆放要注意（　　）

　A. 一般取健侧卧位，在患者胸前放置普通木棉枕，将患肢搭放于木棉枕上

　B. 避免俯卧位

　C. 避免患侧卧位

　D. 患侧卧位时，在患侧肩下放置一薄枕，使肩关节呈水平位

二、操作训练

　请为腰椎间盘突出症患者设计一套康复训练体操。

教学做一体化训练

参考文献

[1] 于兑生，恽晓平. 运动疗法与作业疗法 [M]. 北京：华夏出版社，2012.

[2] 章冬瑛，陈雪萍. 老年慢性病康复护理 [M]. 杭州：浙江大学出版社，2012.

[3] 王玉龙. 康复评定技术 [M]. 北京：人民卫生出版社，2010.

[4] 邱志军. 康复护理 [M]. 2 版. 北京：科学出版社，2009.

[5] 黄永禧，王宁华，周谋望. 康复护理学 [M]. 北京：北京大学医学出版社，2003.

[6] 恽晓平. 康复疗法评定学 [M]. 北京：华夏出版社，2005.

[7] 燕铁斌. 康复护理学 [M]. 3 版. 北京：人民卫生出版社，2012.

[8] 王安民，刘岩峰，王丽华. 康复护理（含实训）[M]. 武汉：华中科技大学出版社，2013.

[9] 郑彩娥，李秀云. 实用康复护理学 [M]. 北京：人民卫生出版社，2012.

[10] 李上，周香凤，任卫东. 康复护理 [M]. 武汉：华中科技大学出版社，2013.

[11] 马素慧，陈长香. 康复护理学 [M]. 北京：清华大学出版社，2013.

[12] 林成杰. 物理治疗技术 [M]. 北京：人民卫生出版社，2014.

[13] 窦祖林，敖丽娟. 作业治疗学 [M]. 北京：人民卫生出版社，2008.

[14] 刘梅花，李渤，盛幼珍. 作业治疗学 [M]. 上海：复旦大学出版社，2009.

[15] 贾建平. 神经病学 [M]. 6 版. 北京：人民卫生出版社，2009.

[16] 王茂斌. 神经康复学 [M]. 北京：人民卫生出版社，2009.

[17] 张通. 神经康复治疗学 [M]. 北京：人民卫生出版社，2011.

[18] 郭根平，沈丰庆，王珏，等. 帕金森病患者的康复治疗 [J]. 中国全科医学，2005，8(14):1197 - 1198.

[19] 卓大宏. 中国康复医学 [M]. 北京：华夏出版社，2003.

图书在版编目（CIP）数据

老年人康复护理/王文焕主编. —北京：中国人民大学出版社，2017.8
职业教育工学一体化课程改革规划教材．老年服务与管理系列
ISBN 978-7-300-23389-5

Ⅰ.①老…　Ⅱ.①王…　Ⅲ.①老年病-康复-护理-高等职业教育-教材　Ⅳ.①R473

中国版本图书馆 CIP 数据核字（2016）第 228442 号

职业教育工学一体化课程改革规划教材·老年服务与管理系列
北京劳动保障职业学院国家骨干校建设资助项目
总主编　王建民
老年人康复护理
主　编　王文焕
副主编　肖品圆　姚　珍　邹　亮
参　编　张海舰　张少帅　宋　军
　　　　季晓静　李　鹏　于晓杰
Laonianren Kangfu Huli

出版发行	中国人民大学出版社		
社　　址	北京中关村大街 31 号	**邮政编码**	100080
电　　话	010 - 62511242（总编室）	010 - 62511770（质管部）	
	010 - 82501766（邮购部）	010 - 62514148（门市部）	
	010 - 62515195（发行公司）	010 - 62515275（盗版举报）	
网　　址	http://www.crup.com.cn		
	http://www.ttrnet.com（人大教研网）		
经　　销	新华书店		
印　　刷	北京昌联印刷有限公司		
规　　格	185mm×260mm　16 开本	**版　　次**	2017 年 8 月第 1 版
印　　张	13.25	**印　　次**	2023 年 2 月第 4 次印刷
字　　数	345 000	**定　　价**	39.00 元